JEANNETTE BOUTON
Dr CATHERINE DOLTO-TOLITCH

VIVE LE SOMMEIL

CONNAÎTRE, RESPECTER, AIMER SON SOMMEIL

IMAGES VOLKER THEINHARDT

Texte écrit avec la collaboration d'Anne Vidal

HATIER

A ma seconde mère, le Dr Colette Dreyfus-Brisac.
A mon incomparable amie, Jenny Flesher-Eliet.
Aux prématurés nés au centre hospitalier
de l'université de Californie, Los Angeles,
qui nous ont été confiés dans les années 1963, 1964, 1965.
C'est par eux tous que j'ai appris le sommeil humain,
dont nous avons tant besoin pour être
au clair avec nous-mêmes.

Jeannette Bouton

PRÉFACE

Nous passons le tiers de notre vie à dormir. Ce temps de sommeil n'est pas du temps perdu : c'est au contraire un temps très utile à notre santé, à notre équilibre, un temps pendant lequel notre cerveau est très actif.

C'est aussi le très précieux moment des rêves, bons ou mauvais comme cela arrive parfois. Ils sont notre trésor secret, notre pays mystérieux, le grand espace où nous évoluons en toute liberté.

Tous les mammifères ont besoin de rêver : l'homme, le plus intéressant d'entre eux, tombe malade s'il ne peut dormir régulièrement et suffisamment. A chaque personne correspond un sommeil bien particulier, aussi personnel que la pointure de ses chaussures ou la forme de son nez !

Si l'on pouvait comme une petite souris assister au coucher et au lever des hommes, on en entendrait des choses : « Je ne veux pas aller me coucher tout seul... Je ne veux pas aller au lit, je veux voir un film à la télévision. » Et du côté des grandes personnes : « Si tu n'es pas sage, tu vas te coucher !... Tu nous ennuies, va dormir... Je n'ai pas fermé l'œil de la nuit... Le matin, impossible de me réveiller avec les médicaments que j'ai pris hier soir. » Mais aussi : « J'ai besoin d'une bonne nuit de sommeil pour réparer tout cela. » Ou encore : « Chic ! Je vais me mettre au lit très tôt avec un bon livre... La nuit porte conseil. »

Pour certains, le sommeil est un cadeau et c'est très bien ; pour d'autres, une punition et c'est dommage. Il est temps de se réconcilier avec lui !

En tant que médecin, j'ai rencontré beaucoup d'enfants qui avaient des questions à poser sur le sommeil. J'ai voulu leur répondre, et pour cela j'ai demandé à Jeannette Bouton d'écrire avec moi ce livre.

Jeannette, pionnière, auteur d'une méthode pédagogique, a étudié l'activité du cerveau pendant le sommeil durant des années en France et aux Etats-Unis. Elle est l'élève de Colette Dreyfus, la première femme de la Recherche Scientifique à avoir étudié le développement de la vie et du cerveau par le sommeil. Jeannette voyage beaucoup dans les crèches, dans les écoles. Elle veut apprendre aux enfants à mieux dormir la nuit et à faire des pauses-sommeil pendant la journée. Elle est un peu comme une marchande de sable.

Dans ce livre, vous trouverez des informations scientifiques sur le sommeil, sur les rêves, mais aussi des conseils pratiques, des tactiques pour mieux dormir, observer, respecter le sommeil des autres. Nous vous racontons aussi toutes sortes d'histoires à dormir : des anciennes, des nouvelles, des vraies, des imaginaires, comment on dort aux pôles, et qui dort sur cette planète, où et comment.

De quoi vous faire rêver debout, de sorte que vous puissiez dire : Vive le sommeil !

C. Dolto-Tolitch

SOMMAIRE

Les mille et une nuits de nos lits
Histoires de se réveiller
Histoires de dire
Histoires de veillées
Histoires de bercer

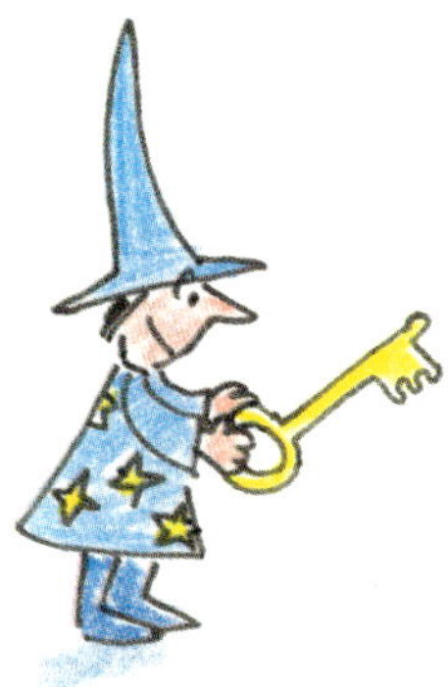

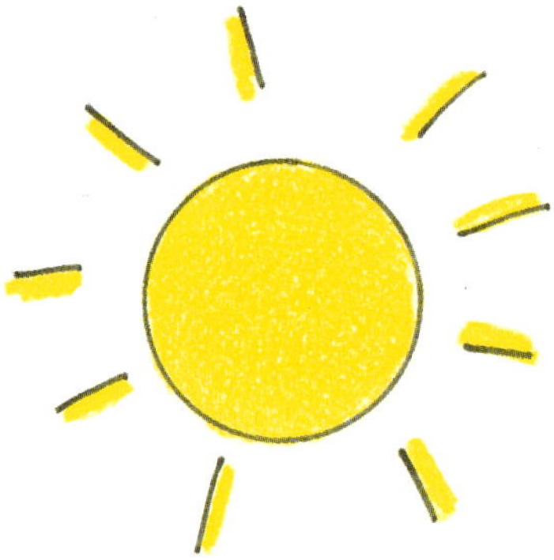

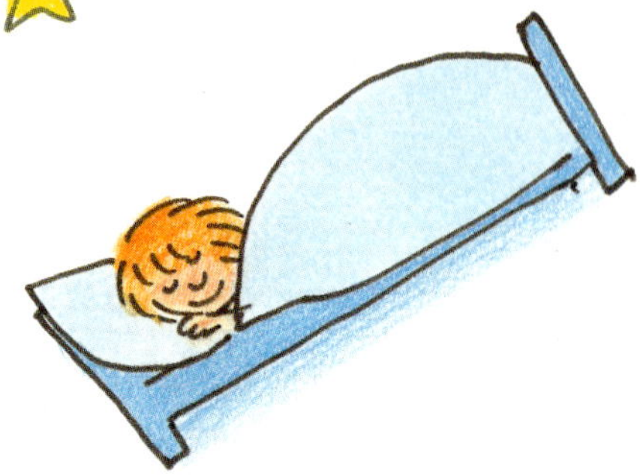
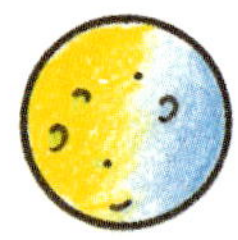
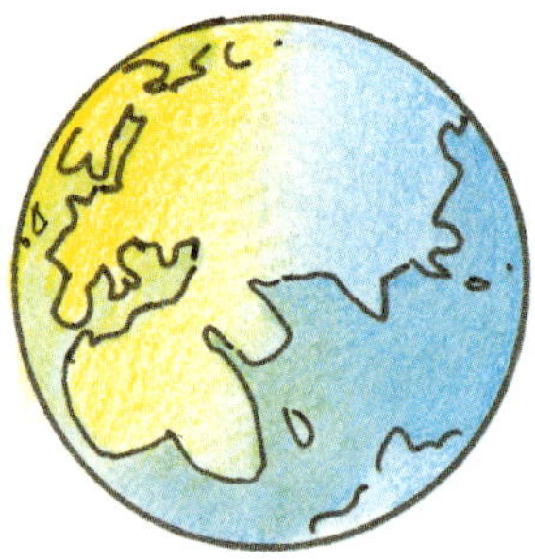
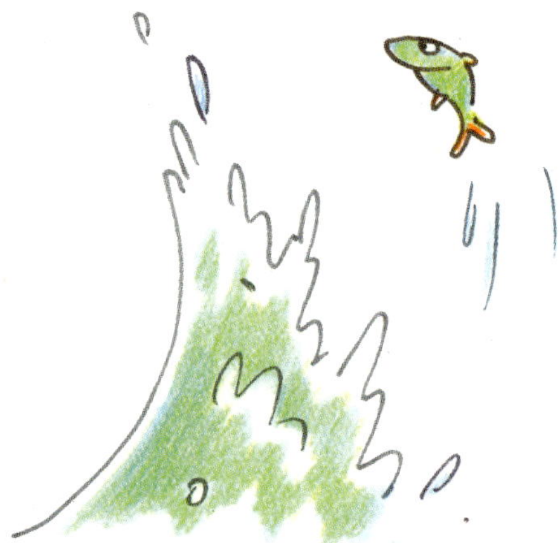
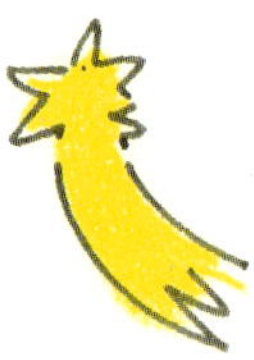
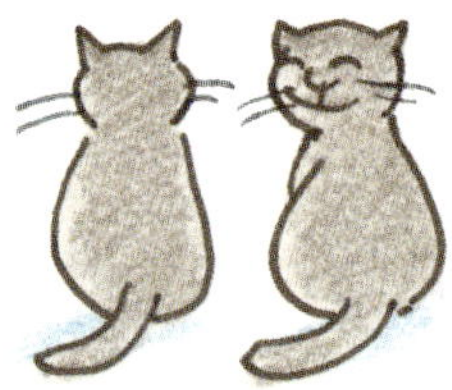

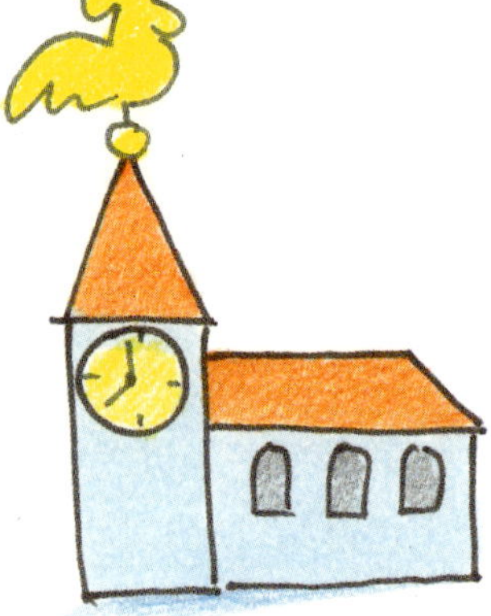
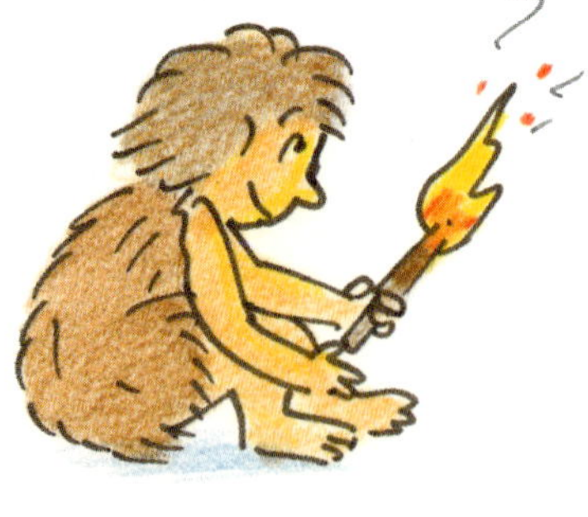

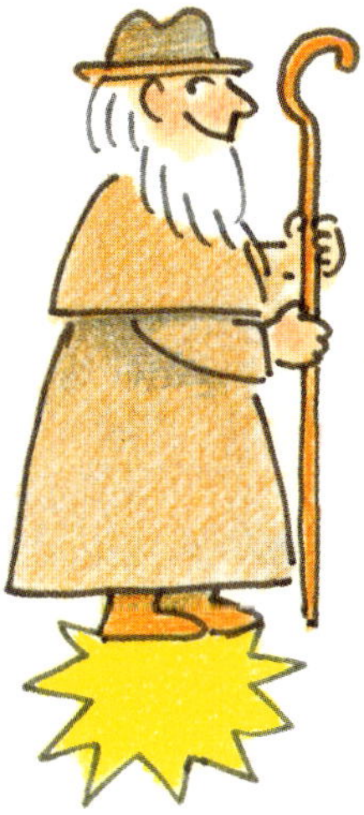

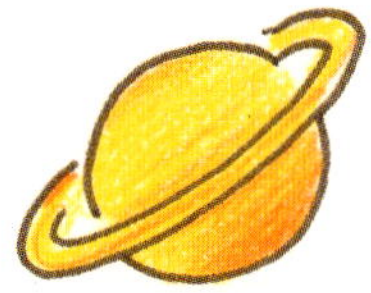

AU RYTHME DES ASTRES

On ferme les yeux, on choisit sa position de repos favorite, en chien de fusil, en boule ou les bras grands ouverts à la nuit. C'est un peu comme si l'on appareillait pour un voyage dans le cosmos. On devient une petite comète qui tourne avec la Terre qui, elle, tourne autour du Soleil, passe dans la nuit et émerge dans la lumière. Quand nous dormons, nous fermons les yeux, c'est toujours la nuit, même le jour. Et chaque fois nous sommes emportés par les tours de la Terre avec nos pensées de dormeur...

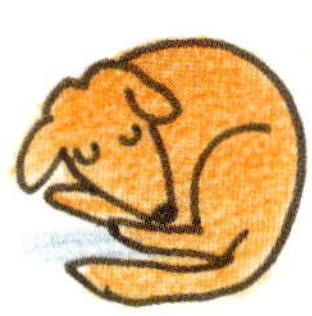

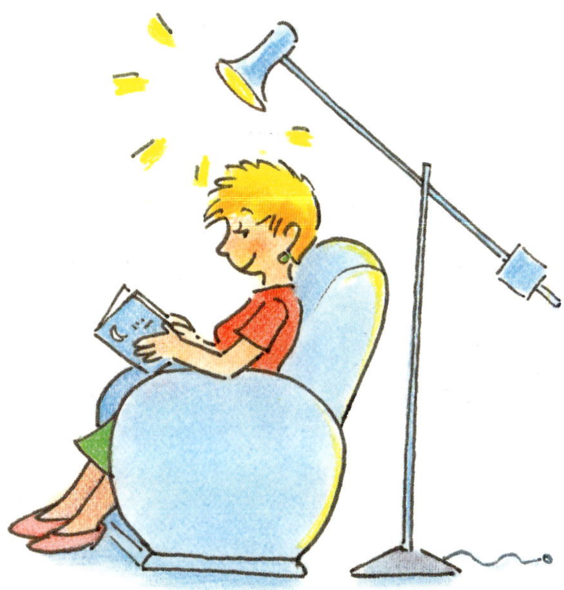

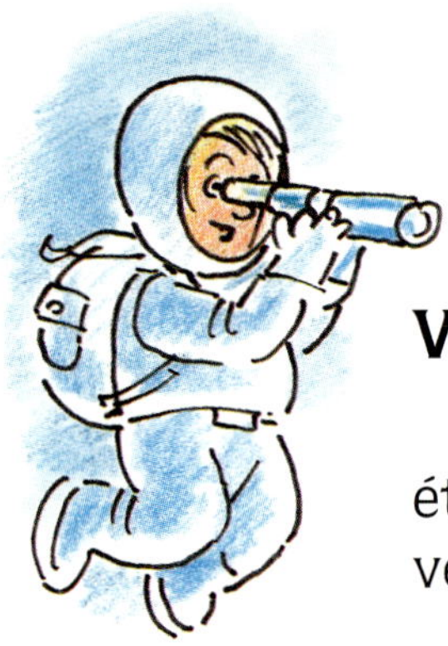

VOYAGE DANS LE COSMOS

Si un jour les cosmonautes partaient pour explorer les étoiles très loin dans le ciel, bien plus loin que la Lune, ils en verraient des choses!

Ils verraient le Soleil et la Lune, et ils verraient la Terre et tous les tours qu'elle fait: car elle n'est jamais immobile, elle tourne sans s'arrêter.

LE SOMMEIL TOURNE AUTOUR DE LA TERRE

La Terre tourne autour du Soleil et c'est pour cela que des saisons se succèdent: le printemps, l'été, l'automne et l'hiver chez nous, la saison sèche et la saison des pluies dans d'autres pays.

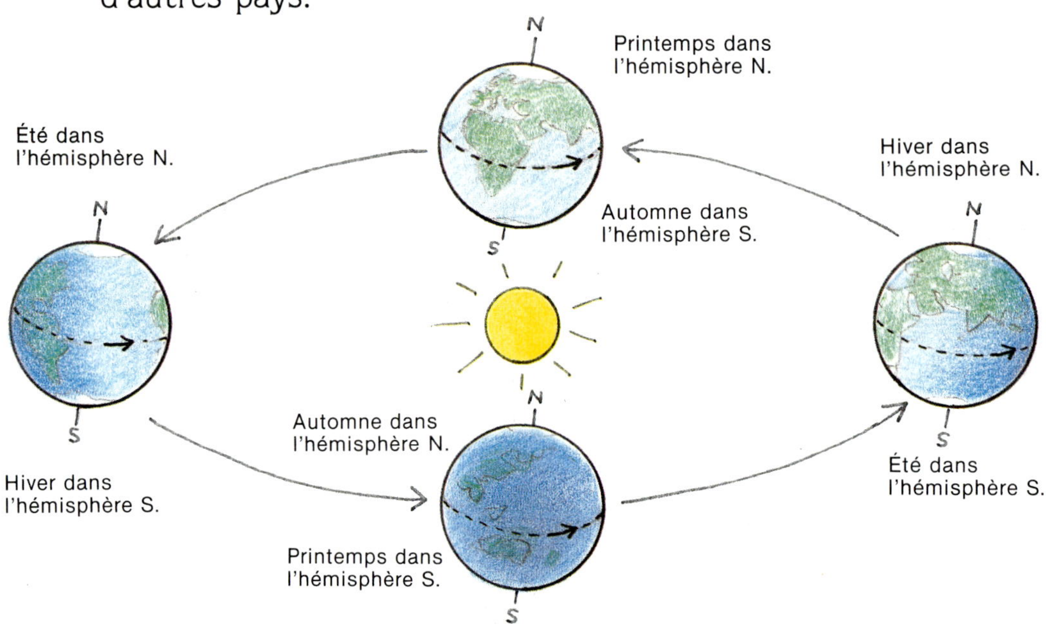

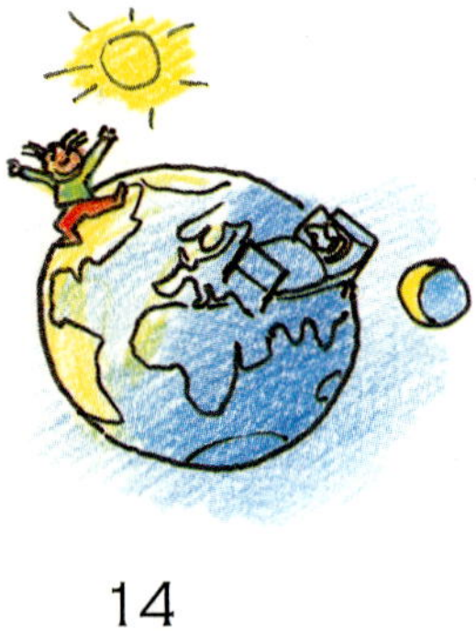

En tournant autour du Soleil, elle tourne aussi sur elle-même comme une grosse boule, toujours un peu penchée sur son axe. Elle fait dorer par le Soleil tous les pays les uns après les autres, et c'est pourquoi il y a des jours et des nuits qui défilent: quand c'est le jour ici, là-bas c'est la nuit, les uns s'éveillent quand les autres s'endorment, sur la Terre on se passe le relais du sommeil.

Le bon sens

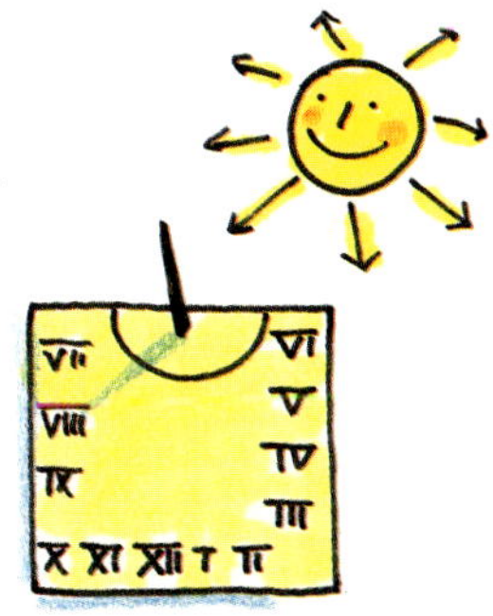

La Terre tourne toujours dans le sens inverse des aiguilles d'une montre : aussi est-ce toujours du même côté que nous voyons le Soleil apparaître, le matin, à l'est, et toujours du même côté qu'il disparaît, le soir, à l'ouest. (Avec le nord et le sud, l'est et l'ouest sont les points cardinaux, ils permettent de s'orienter.)

L'heure solaire

Autrefois, les hommes vivaient à l'heure du Soleil (heure solaire) : on la mesurait avec les cadrans solaires.

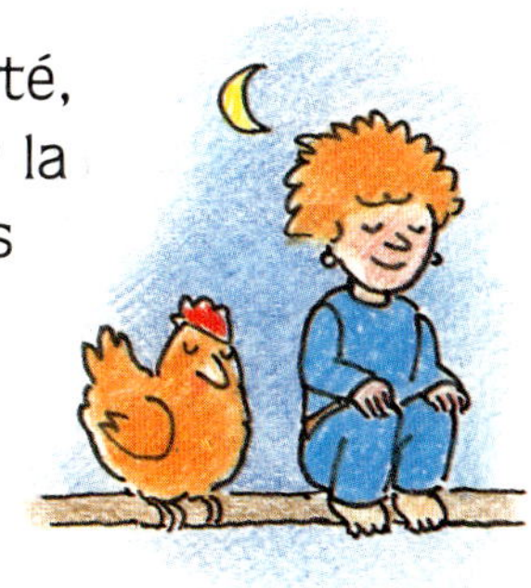

Peu à peu, avec l'invention des pendules et de l'électricité, les rythmes du Soleil sont devenus moins importants pour la vie sociale. Les humains se sont mis à l'heure des pendules et des montres qui varie selon les pays. Mais les animaux continuent à vivre à l'heure solaire, ce qui n'est pas toujours pratique pour les paysans.

LES ROIS - SOLEILS

Lorsque Louis XIV, qu'on appelait le Roi-Soleil, se levait ou se couchait, c'était une grande cérémonie, on pouvait s'y faire inviter, mais c'était très difficile.

Les levers et les couchers de notre roi Soleil de tous les jours sont eux aussi d'extraordinaires cérémonies. Tout le monde y est invité et cela depuis le commencement des temps.

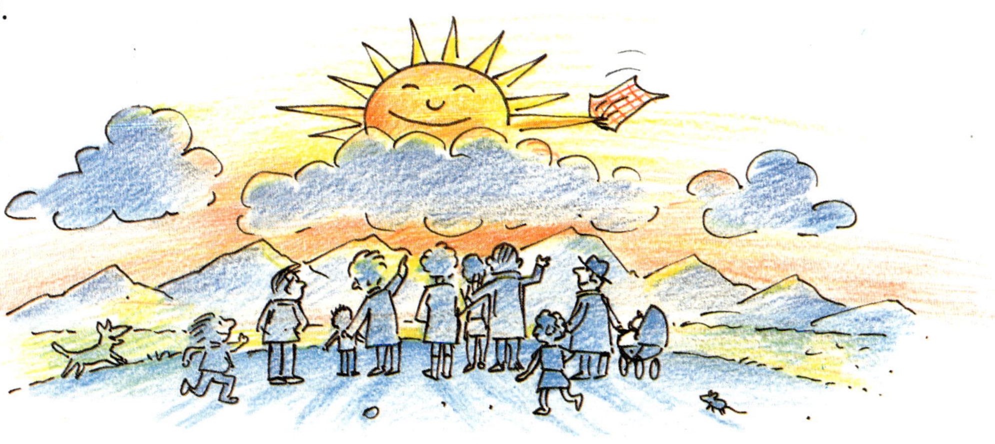

Le coucher du Soleil

Pour se rendre à cette invitation, il suffit d'aller s'asseoir, un beau soir d'été par exemple, en haut d'une petite colline.

Dans nos pays, on a de la chance, le Soleil se couche lentement et l'on a tout le temps d'observer ce qui se passe.

Un coucher de soleil, c'est la fête des couleurs : ses derniers rayons décorent le ciel et les nuages de belles couleurs changeantes, jusqu'à ce que le Soleil lui-même devienne tout rouge.

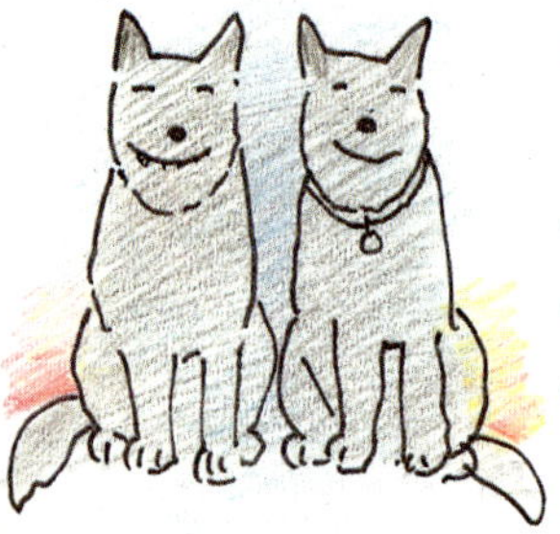

Entre chien et loup

Le Soleil disparaît à l'horizon en emportant avec lui sa chaleur et sa lumière : c'est le crépuscule, un moment où il devient difficile pour les yeux des hommes de distinguer les objets, on ne saurait plus reconnaître un chien d'un loup !

L'heure du berger

Il fait de plus en plus sombre et l'on voit maintenant très bien l'étoile du berger : on l'appelle ainsi parce qu'elle permettait aux bergers d'autrefois de retrouver leur chemin lorsqu'ils rentraient leurs troupeaux avant la nuit.

Son autre nom est Vénus : après la Terre, c'est une des planètes les plus vastes du système solaire.

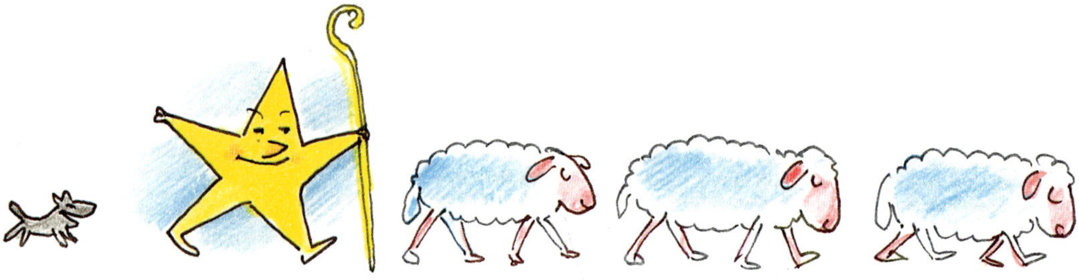

La nuit tous les chats sont gris

Ça y est : le Soleil est couché, la nuit est tombée.

Sur la Terre, maintenant tout est changé. D'abord, comme c'est la lumière du Soleil qui crée les couleurs, quand il n'est plus là, il n'y a plus de couleurs : tout est gris, les chats, mais aussi les arbres, les toits des maisons et même les coquelicots !

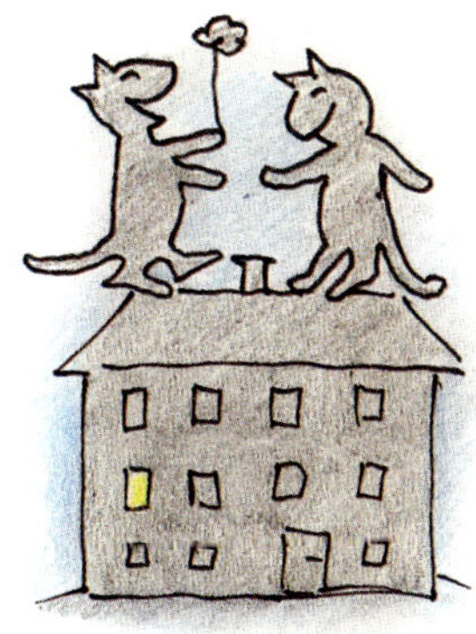

Lorsque la nuit est tombée et que tout est obscur, beaucoup de plantes qui vivent de soleil et d'eau mettent leur vie en veilleuse : il y a même des fleurs, comme les crocus, les belles-de-jour et les nénuphars, qui referment leurs pétales en attendant le matin !

Dans le ciel, on voit de mieux en mieux les étoiles et les constellations du cosmos qui brillent. Elles ont des noms qui font rêver : Sirius, Bételgeuse et l'étoile Polaire, Orion et Cassiopée.

Et la Lune est là aussi, si c'est le moment de son rendez-vous.

LE SOMMEIL A RENDEZ-VOUS AVEC LA LUNE

La Lune aussi fait ses tours : elle tourne autour de la Terre, elle met presque un mois pour cela.

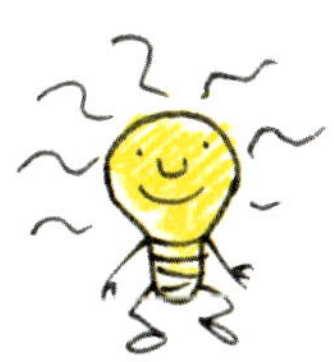

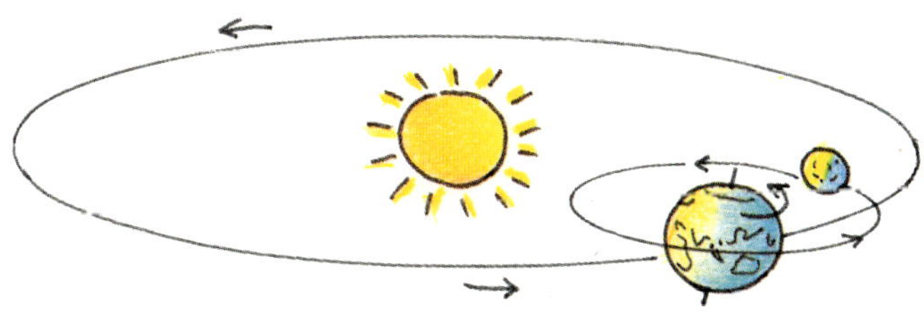

Elle tourne de telle façon que c'est toujours la même face que nous voyons : c'est ce qui explique la curiosité des hommes pour la mystérieuse face cachée de la Lune.

Elle est éclairée par le Soleil, et c'est cette lumière-là qu'elle nous renvoie. Comme elle change de place dans le ciel, on la voit plus ou moins selon les nuits.

Les jeux de la Lune

La Lune joue à cache-cache avec la Terre : pleine lune, quartier de lune, croissant de lune ou nouvelle lune qu'on ne voit pas du tout parce qu'elle est juste entre la Terre et le Soleil. On peut retrouver toutes ces phases de la Lune en la regardant dans le ciel s'il n'y a pas de nuages pour la cacher, ou sur le calendrier des postes où elles sont indiquées.

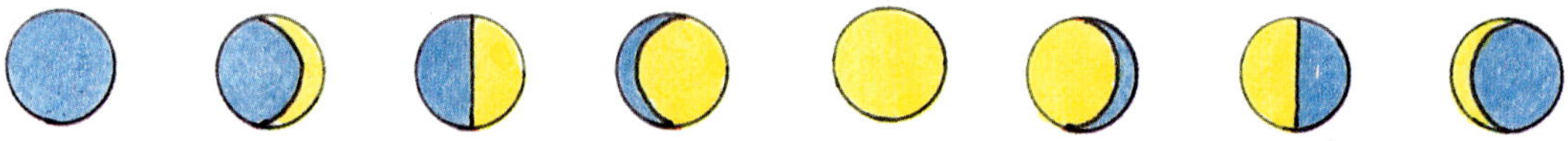

La Lune croît

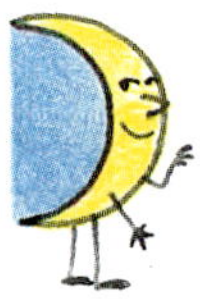

Entre la nouvelle lune et la pleine lune, on dit que la Lune est croissante (ou ascendante ou montante) : on peut s'y tromper car, dans le ciel, la Lune, maligne, dessine... un D !

On dit que c'est le moment de planter tout ce qui pousse vers le haut, parce que la sève monte : les arbres, les petits pois...

La Lune décroît

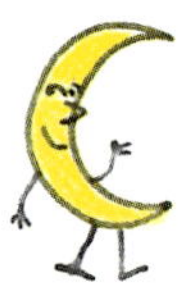

Entre la pleine lune et la nouvelle lune, on dit que la Lune est décroissante (ou descendante) : et, dans le ciel, la Lune, trompeuse, dessine... un C !

On dit que la sève est plus paresseuse et que c'est le moment de planter ce qui pousse dans le sol, les pommes de terre, les endives... de couper les arbres qui vont servir à la menuiserie parce qu'ils sèchent plus vite, de se couper les cheveux parce qu'ils repousseront moins vite...

La Lune, la mer et les hommes

La mer est en harmonie avec la Lune, ses marées se calculent sur la durée des jours lunaires : 25 heures.

La Lune a une influence sur notre sommeil : on dort moins longtemps quand c'est la pleine lune. Et il y a plus de naissances juste avant la pleine lune.

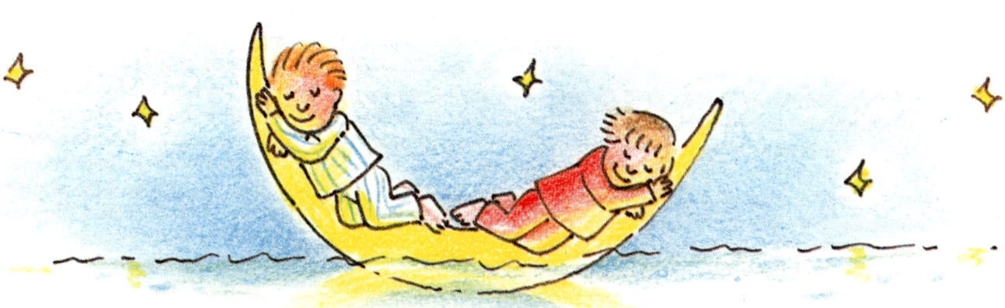

LES FILS DU SOLEIL ET DE LA LUNE

Il y a très longtemps, alors qu'ils n'avaient pas encore apprivoisé le feu, les hommes étaient obligés de vivre au rythme du Soleil car ils avaient besoin de sa lumière et de sa chaleur pour être actifs. Aussi se couchaient-ils et se levaient-ils en même temps que lui.

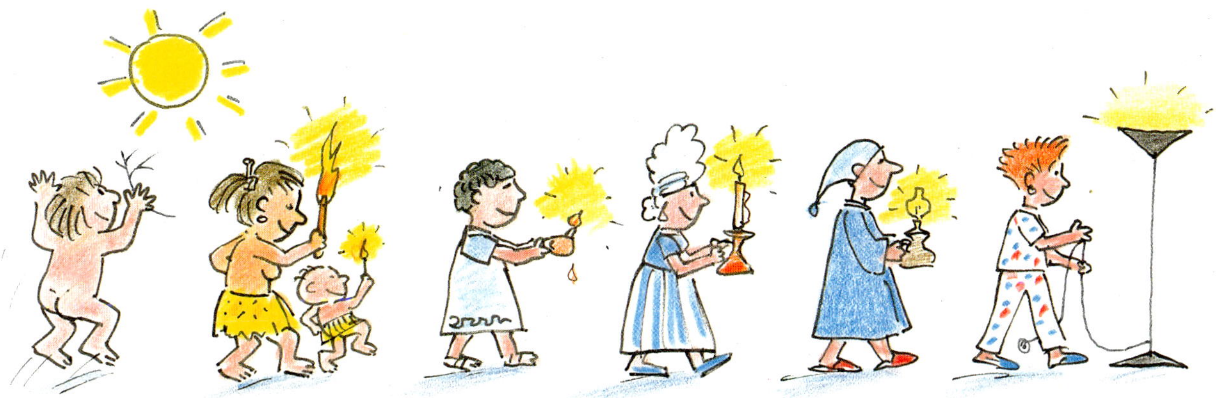

LE SOLEIL À DOMICILE

Et puis ils ont conquis le feu et ils l'ont gardé chez eux : feu de bois, feu de cire, feu de gaz ou de pétrole, le feu, c'était un peu comme le Soleil à domicile.

Enfin ils ont découvert l'électricité : la chaleur et la lumière se sont installées pour de bon dans les maisons, et tout a changé dans les rythmes de vie, d'éveil et de sommeil.

Attention cadeau !

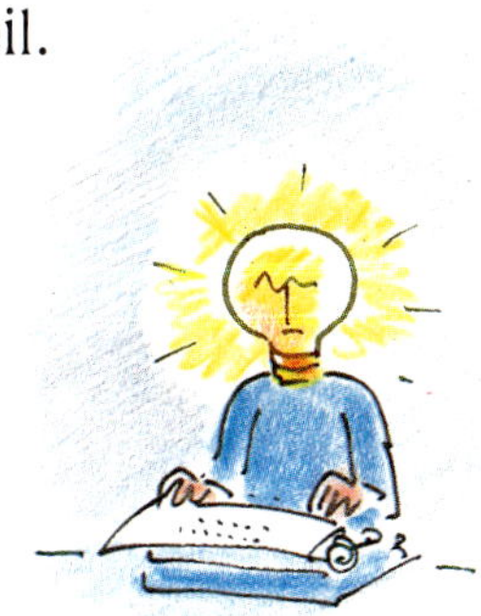

Le feu et l'électricité font reculer la nuit : on n'est plus obligé, comme autrefois, de se coucher dès la nuit tombée. On peut rester actif et réveillé plus longtemps, même lorsque dehors il fait nuit et froid.

Mais les hommes n'utilisent pas toujours de façon raisonnable les cadeaux qu'ils se font. A cause de la lumière, ils font parfois comme si la nuit n'existait pas et ils travaillent quand ils devraient dormir, ils dorment quand ils devraient être actifs, ce qui n'est pas bon pour la santé.

TIC-TAC ! LES HORLOGES DE LA VIE

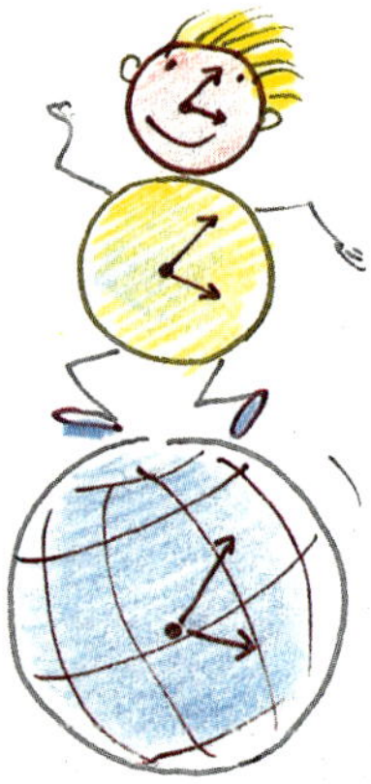

Pourtant, comme tous les êtres vivants, nous sommes toujours des fils du Soleil et de la Lune. Les cycles de la Terre et de la Lune ont beaucoup d'importance dans notre vie : notre corps le sait bien, il ne fonctionne pas de la même façon selon qu'il fait jour ou qu'il fait nuit, chaud ou froid, qu'on est éveillé ou endormi, que la Lune brille ou non.

C'est la grande découverte d'une science toute nouvelle qui s'appelle la chronobiologie : elle nous montre que, dans notre corps, tout est réglé avec beaucoup de précision, comme s'il y avait plusieurs horloges qui y travaillaient secrètement. Ces horloges sont en harmonie entre elles, et avec la nature.

Un homme sans Lune ni Soleil

Les savants qui s'occupent de chronobiologie ont été aidés dans leurs recherches par des personnes qui ont bien voulu se prêter à des expériences : Michel Siffre, par exemple, a choisi de rester enfermé pendant six mois dans un gouffre sous la terre pour ne plus être soumis à l'influence du jour, de la nuit et des saisons, ni aux échanges quotidiens.

A la surface, des gens l'écoutaient en permanence, mais ne lui répondaient jamais ; il s'adressait à eux grâce à un micro : c'est ainsi qu'on a pu étudier le déroulement de ses journées et ses besoins en sommeil. On a pu voir qu'au bout d'un certain temps, son rythme de vie avait complètement

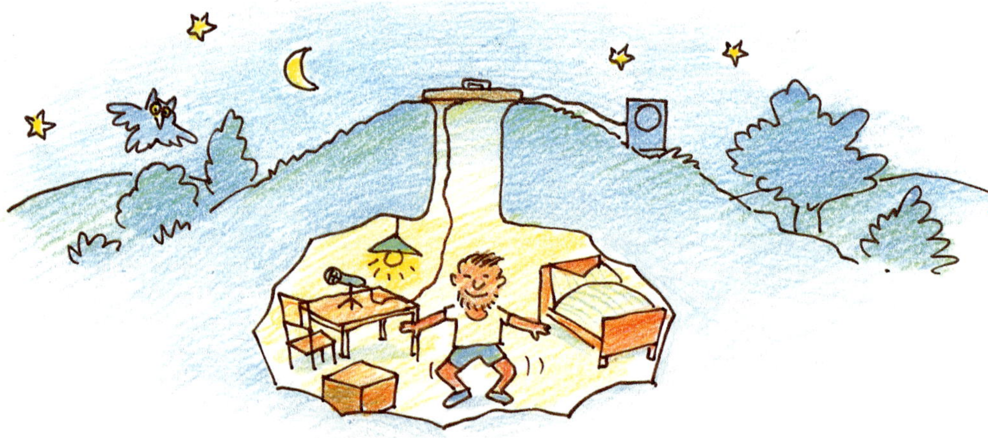

changé : ses journées duraient cinquante heures et ses nuits dix heures !

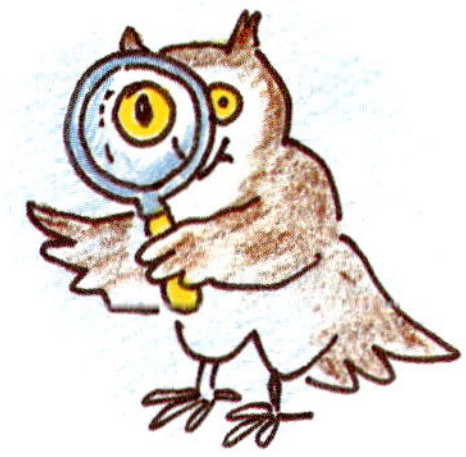

La nuit, en catimini, le corps change de rythmes

Le rythme le plus important qui scande notre vie et qui est le plus facile à observer, c'est l'alternance entre veille et sommeil. Mais les savants et les médecins se sont aussi aperçus que certains rythmes changeaient dans notre corps pendant le sommeil :

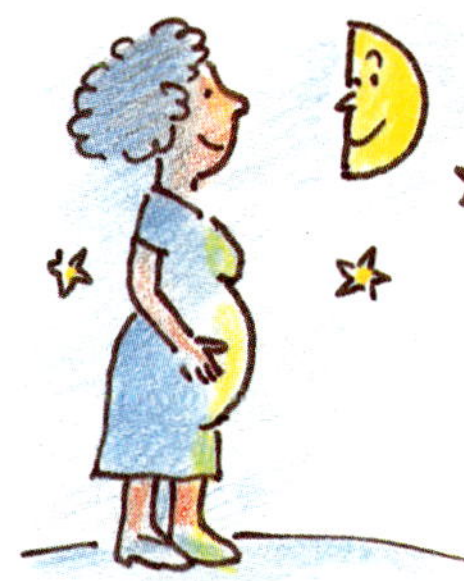

— les battements du cœur, la composition du sang, le fonctionnement des reins, les rythmes de la respiration, le mouvement des yeux ne sont pas les mêmes !
— notre température, qui est autour de 37° lorsque nous sommes actifs, baisse pendant que nous dormons : elle est au plus bas vers 3 ou 4 heures du matin, puis elle remonte.

La nuit, notre activité se ralentit. Mais, pour le corps, c'est parfois tout le contraire :
— certaines glandes sont très actives la nuit, celles qui font grandir, celles qui donnent du lait aux mamans lorsqu'elles nourrissent leurs bébés ;
— les ongles, les cheveux, la barbe poussent plus vite la nuit !

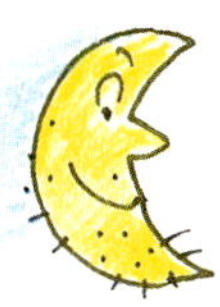

La nuit a ses secrets

A 3 heures du matin, heure solaire, c'est un coup de pompe général : on ne s'en rend pas compte lorsqu'on dort, mais si l'on travaille ou qu'on est en voyage, on est pris comme tout le monde d'un irrésistible besoin de dormir ! Les grands événements de la vie, les naissances par exemple, se produisent plus souvent au lever du jour.

Personne ne peut encore expliquer cela : il y en a des mystères dans les plis de la nuit !

LATITUDES ET LONGITUDES

Dans tous les pays du monde, les habitants tiennent compte du climat pour organiser leurs activités. Comme la nature, ils sont sensibles aux saisons :

— lorsqu'il fait froid, notre corps dépense beaucoup d'énergie pour se réchauffer. Aussi les habitants des pays très froids ressentent-ils le besoin de dormir plus puisque, pendant le sommeil, on fait des économies d'énergie !
— dans les pays qui sont très près du pôle Nord, comme le Nord du Canada, de la Suède ou de l'U.R.S.S., il n'y a pas de nuit pendant l'été et l'on peut y voir le Soleil à minuit : cela ne donne pas très envie de se coucher !
— dans les pays où il fait très chaud, en Afrique, en Amérique centrale ou encore en Espagne, les gens commencent à travailler très tôt le matin quand il ne fait pas encore trop chaud ; ils font une pause au milieu de la journée quand il fait très chaud. Et il n'est pas rare de voir les enfants jouer le soir jusqu'à 10 ou 11 heures.

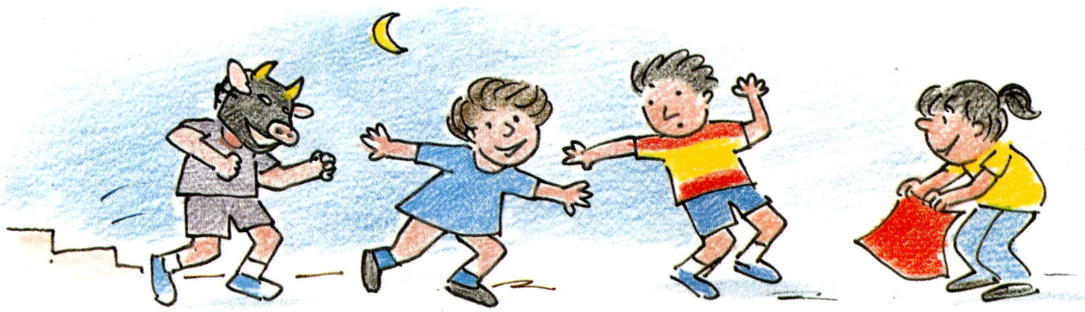

À BON HORLOGER BONNE SANTÉ !

Tout cela montre qu'on peut s'adapter à l'endroit où l'on vit, à son climat et aux façons d'y vivre : nos horloges internes sont là pour ça et l'on peut s'arranger avec elles.

Mais, pour régler ses horloges, il y a des précautions à prendre. D'abord, il faut les connaître : ça peut être très amusant de partir à la découverte de ses propres rythmes en observant ce qui se passe dans la vie de tous les jours, selon l'heure, la saison, le climat...

Quand on change trop souvent l'heure d'une montre, elle finit par se détraquer : pour notre corps, c'est la même chose. Il faut donc essayer de respecter le rythme qu'on a adopté.

Il n'est pas bon pour la santé :
— de travailler la nuit si l'on ne le supporte pas ;
— de travailler le jour ou la nuit à des horaires qui changent tout le temps ;
— de bouleverser son rythme à chaque fin de semaine ;
— de voyager vite, loin, et trop souvent : les changements de rythme sont alors trop fréquents.

Mais, avec tous ces bouleversements, certaines personnes se débrouillent mieux que d'autres car, pour les rythmes, c'est comme pour beaucoup d'autres choses dans notre vie : chacun de nous est unique.

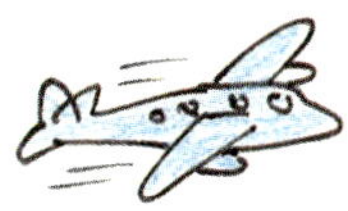

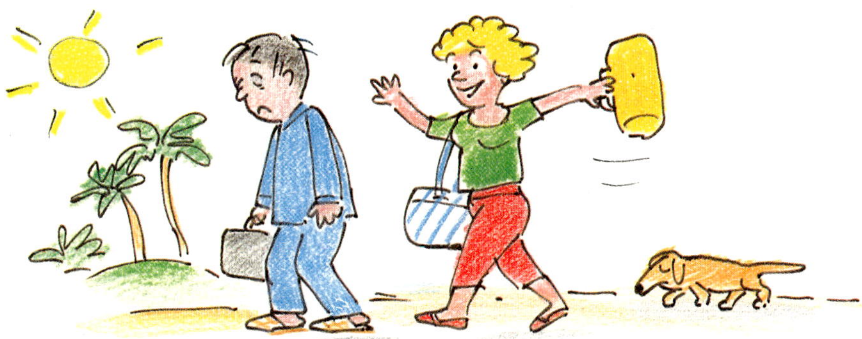

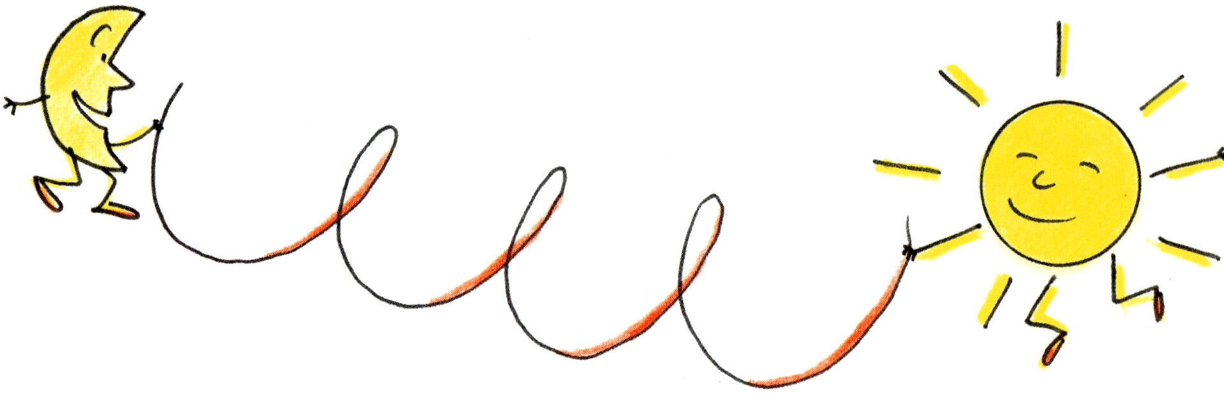

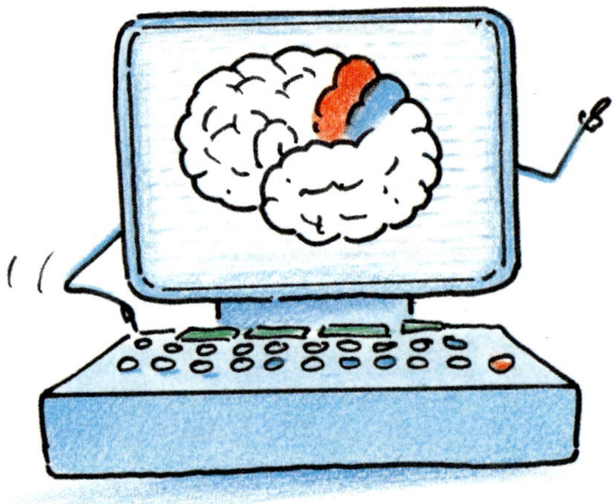

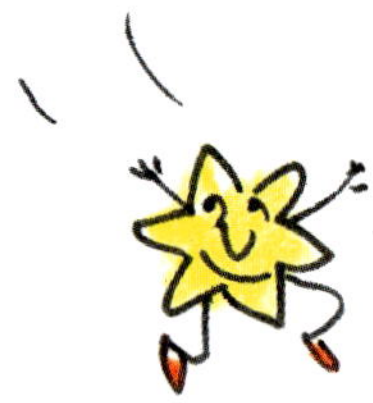

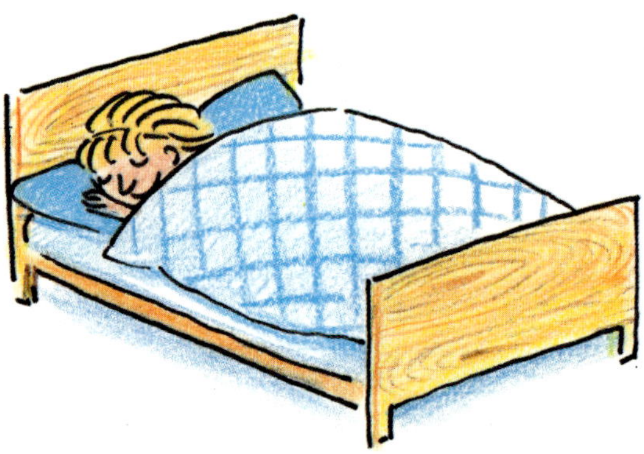

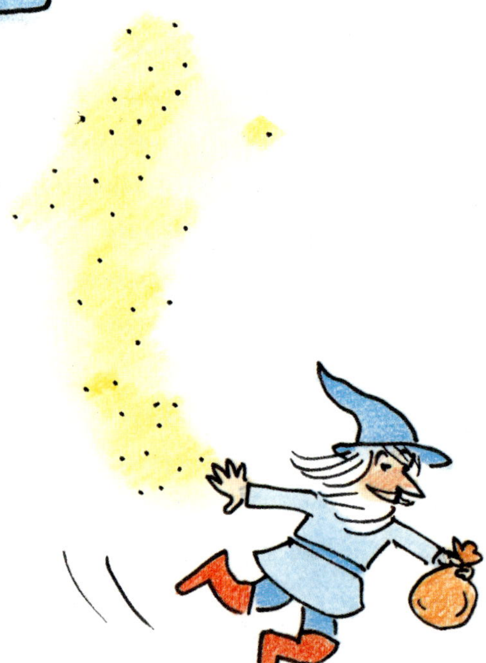

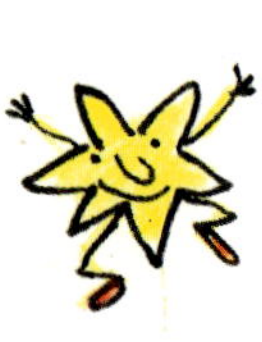

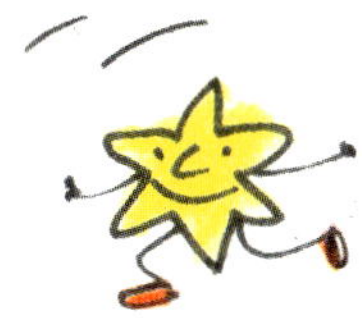

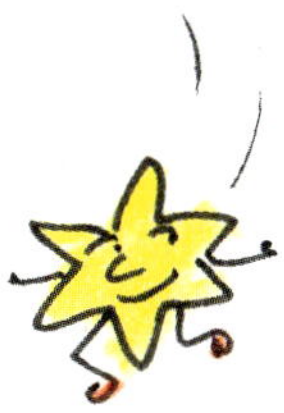

LE CERVEAU AUX COMMANDES DU SOMMEIL

D'un bout à l'autre de la journée, depuis notre naissance jusqu'à notre mort, sans s'arrêter un instant, la vie est au travail dans notre corps.

Il y a : les muscles qui bougent, les poumons qui respirent, les dents qui croquent, le tube digestif qui digère, le cœur qui bat, le sang qui circule, le nez qui sent, la parole qui fuse, les mains qui touchent, le rire qui éclate et une foule d'autres choses dont on ne se rend même pas compte.

Quel travail pour notre cerveau qui s'occupe de tout cela à la fois ! Pour se reposer, il change de rythme, et parfois il nous endort.

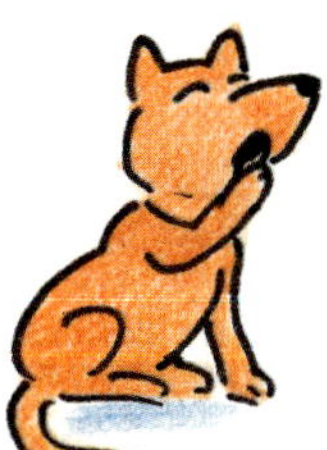

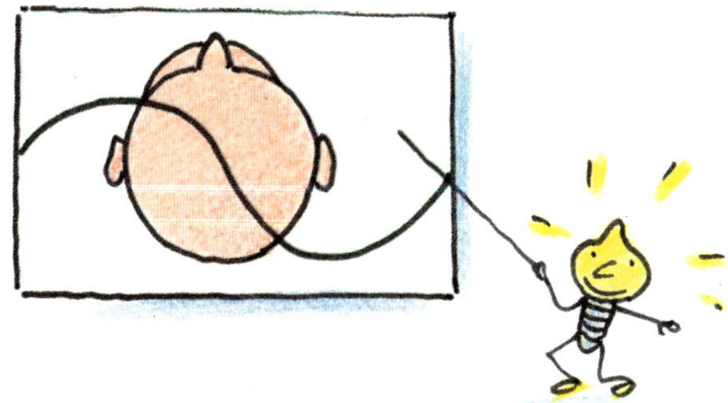

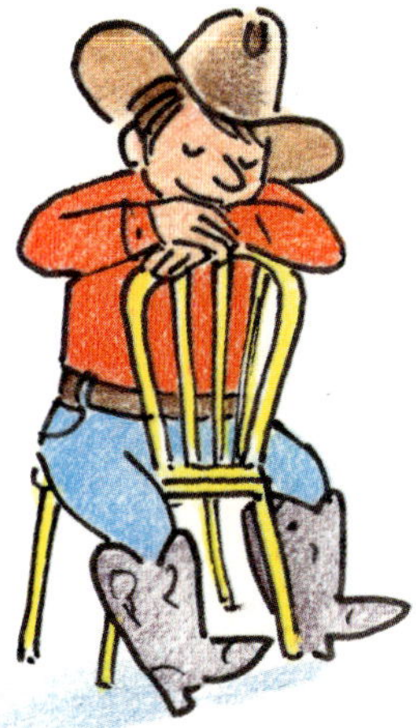

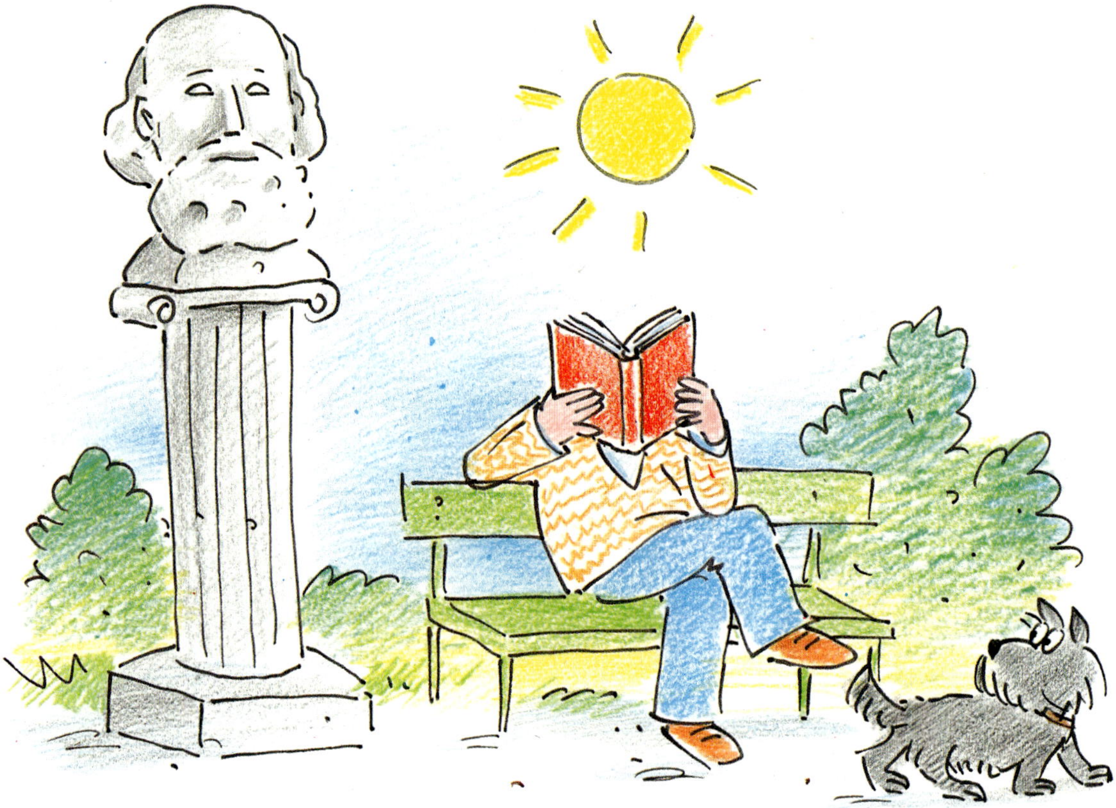

Tout l'homme est dans son cerveau

LES JONGLERIES DU SYSTÈME NERVEUX

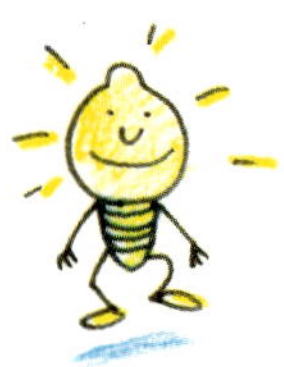

L'homme est un jongleur extraordinaire qui réalise toutes ces choses en même temps.

S'il peut le faire, c'est grâce au système nerveux qui fait circuler les informations à travers tout notre corps. Dans ce système nerveux, il y a le cerveau, la moelle épinière, les nerfs et le système nerveux végétatif. Toute notre vie est faite de communications : avec nous-mêmes à l'intérieur de notre corps, avec les autres et avec le monde qui nous entoure, même si nous ne le savons pas.

Le grand chef d'orchestre de cette communication, c'est le cerveau. Il ne s'arrête jamais de travailler. Le jour, il s'occupe de faire fonctionner notre corps pour nous faire mieux communiquer ; la nuit, comme un veilleur, il continue à transmettre les messages : il règle notre sommeil et nous prépare à une nouvelle journée, il en profite même pour nous faire rêver ! Ainsi, pour comprendre comment se passe le sommeil, il faut comprendre ce qui se passe dans le cerveau.

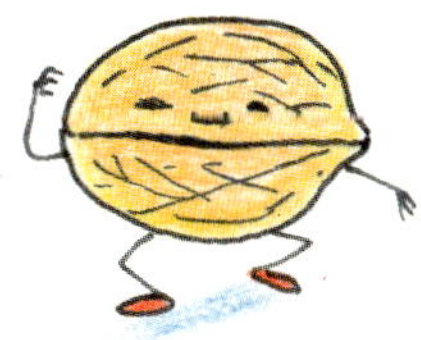

LES ÉTAGES DU CERVEAU

Parmi toutes les espèces animales, ce sont les êtres humains qui ont le cerveau le plus développé et aussi le plus compliqué.

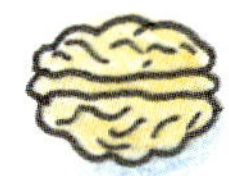

Le cerveau est logé bien à l'abri dans notre crâne, comme un trésor dans son coffret. Avec ses deux hémisphères, il ressemble à une très grosse demi-noix.

Il est composé de trois parties qu'on appelle des étages :

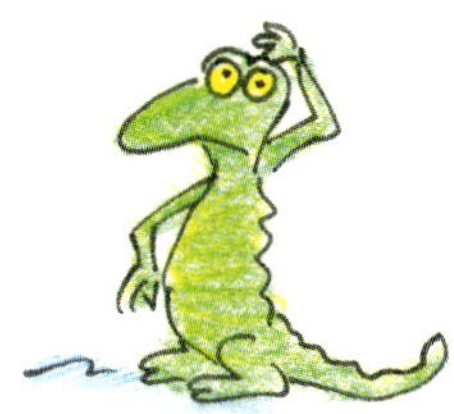

— 1er étage : on l'appelle le bulbe ou cerveau reptilien, c'est le premier à apparaître lorsque, dans le ventre de sa maman, le corps du bébé commence à se construire. C'est lui qui détient les commandes du sommeil et de l'éveil.

— 2e étage : c'est le cerveau mamillaire qui apparaît ensuite au-dessus du bulbe. C'est de lui que viennent nos impressions de plaisir et de déplaisir, et cela dès le début de la vie, alors que nous sommes encore dans le ventre de notre mère.

— 3e étage : enfin, à la surface du cerveau, c'est le cortex qu'on appelle aussi l'écorce cérébrale ou la matière grise.

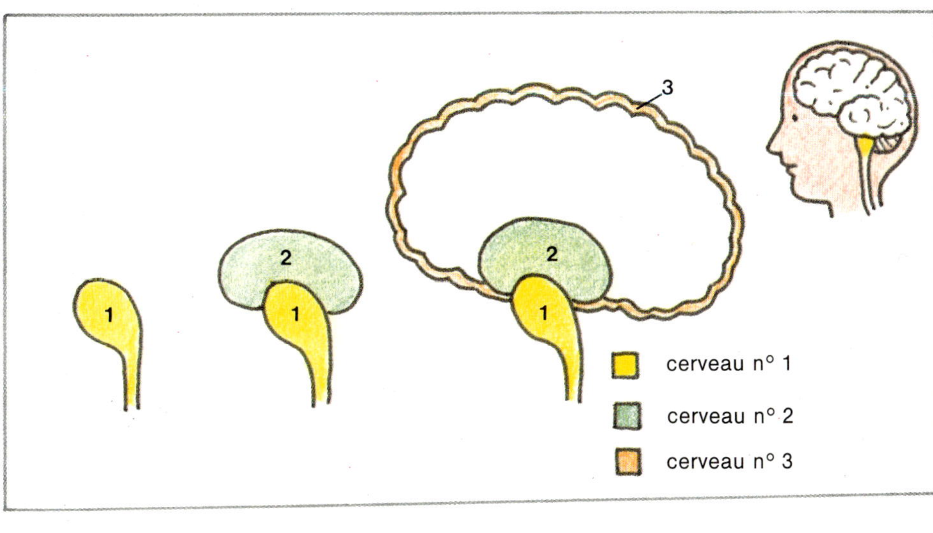

PRÉCIEUSE ÉCORCE

C'est grâce au cortex que les hommes peuvent penser, parler et communiquer. A notre naissance, le cortex est encore presque lisse. Puis, pour que nous grandissions, le cortex s'agrandit aussi : tout ce qui nous arrive dans la vie et dans nos rêves lui permet de se développer.

UNE CARTE DU CORPS

Mais comment faire pour s'agrandir dans un espace aussi petit ? Eh bien, il se plisse et se creuse de sillons comme du papier de soie qu'on chiffonne.

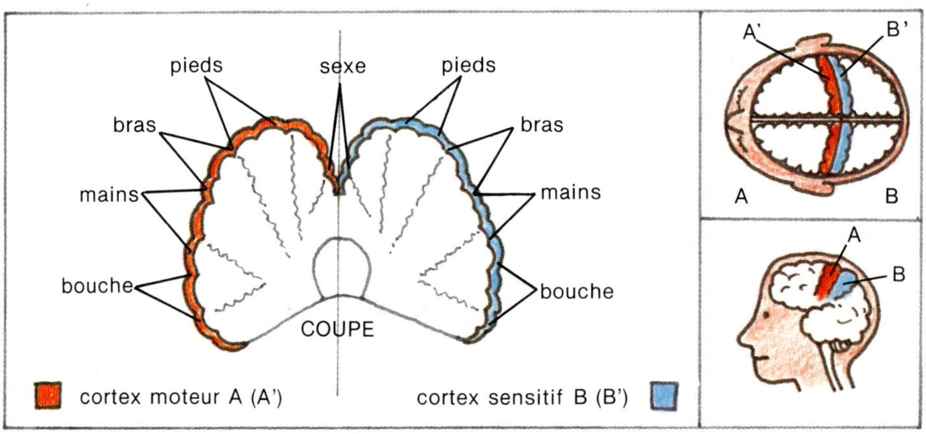

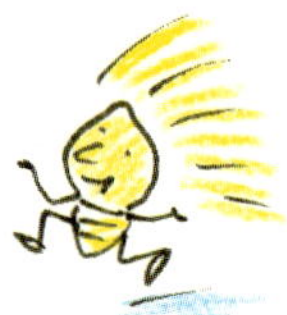

Chacune de ses régions s'occupe en particulier d'une partie du corps : l'une de la face, l'autre des bras, une troisième des pieds. Alors, si on le dépliait, comme on défroisse du papier de soie, on aurait la carte très détaillée de tout notre corps !

MESSAGES ET MESSAGERS

A chaque instant de la vie, notre cerveau est au travail puisque c'est lui qui commande. Il fonctionne comme un émetteur-récepteur : cela veut dire qu'il s'informe et informe, il reçoit et il envoie des messages. Par exemple, je bâille : je comprends que j'ai sommeil. Le cerveau a deux véhicules principaux pour faire passer ses messages : l'influx nerveux et les hormones.

Le cerveau lui-même fabrique d'autres substances qui font communiquer entre elles ses différentes parties.

L'INFLUX BALADEUR

Le cerveau fabrique de l'influx nerveux : c'est comme un courant électrique très, très faible. Il chemine dans les nerfs qui sont un peu comme des fils téléphoniques et le conduisent partout dans notre corps, du petit orteil au bout de l'oreille. Les nerfs relient nos organes et nos muscles au cerveau et à la moelle épinière.

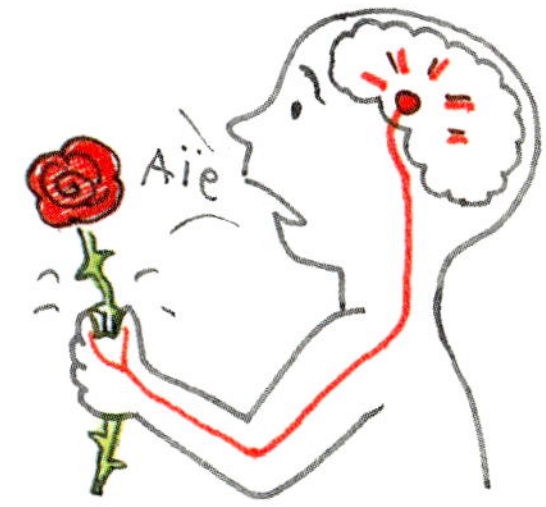

Pour passer d'un nerf à l'autre, l'influx utilise des réactions chimiques.

HORMONES VOYAGEUSES

Le cerveau fabrique aussi des substances qu'on appelle des hormones : elles voyagent dans notre sang et, comme des messagères, elles viennent apporter des nouvelles dans les différentes parties de notre corps. Chaque hormone porte un nom différent.

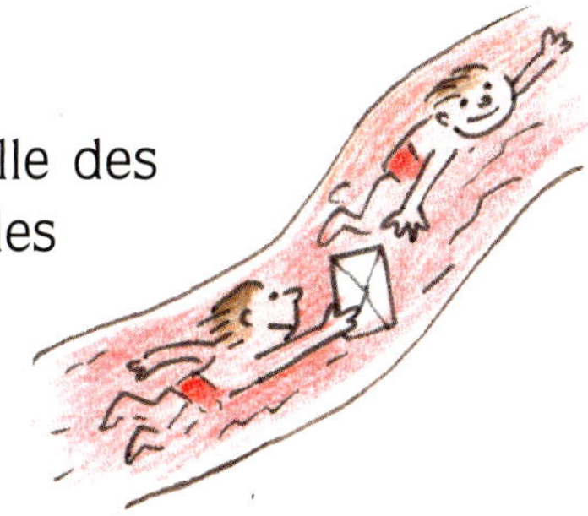

EN DIRECT DU CERVEAU

Pour avoir des informations sur ce qui se passe dans le cerveau, les chercheurs ont construit un appareil spécial, l'électro-encéphalographe.

Il se compose d'électrodes : ce sont des petites plaques en argent qui ressemblent à des confettis, elles sont très sensibles et, quand on les pose sur le crâne, elles captent

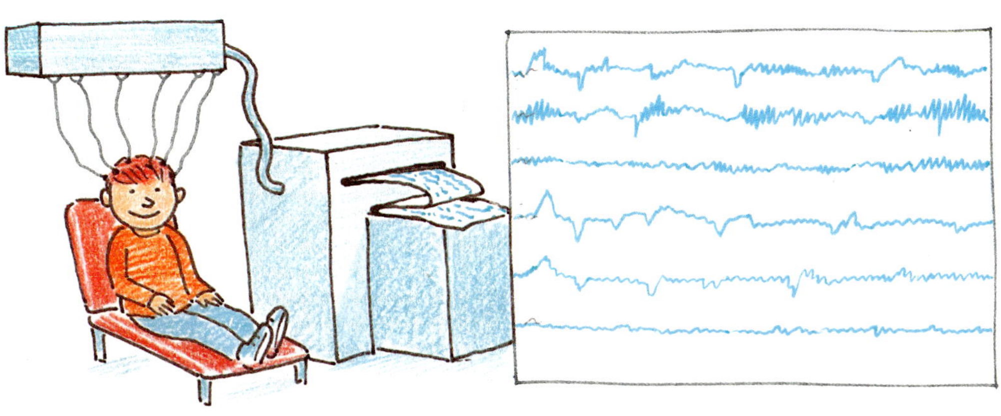

l'influx nerveux qui vient du cortex. Elles le transmettent à un amplificateur qui est relié à des stylets.

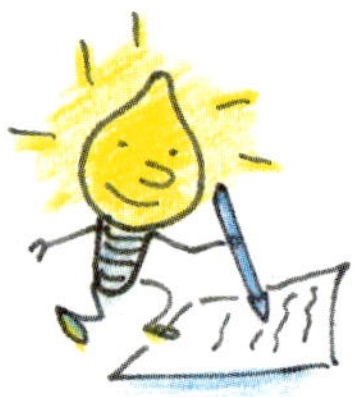

Ces stylets tracent sur une grande feuille de papier ou sur des bandes magnétiques des lignes rythmées : ce sont les ondes cérébrales, elles nous donnent des nouvelles directes des trois étages du cerveau.

LES VITESSES DE LA VIE : LA GAMME DES ONDES

Au fil de la journée, au fil de la vie, le cerveau travaille à des vitesses différentes.

Les ondes cérébrales sont plus ou moins rapides, selon l'activité de notre cerveau et l'âge que nous avons : elles changent au fur et à mesure que nous grandissons.

Elles commencent à apparaître alors que nous sommes encore dans le ventre de notre mère. Après notre naissance, elles se différencient : ondes lentes du sommeil calme, ondes rapides du sommeil remuant, et ondes de l'éveil.

C'est entre 12 et 16 ans qu'apparaît la gamme complète :
— les ondes bêta (β), très rapides : on est actif et curieux,
— les ondes alpha (α), moins rapides : on est dans la lune,
— les ondes thêta (θ), encore plus lentes : on est somnolent,
— les ondes delta (Δ), très lentes : sommeil profond (4 stades),
— les ondes en dents de scie pour le rêve.

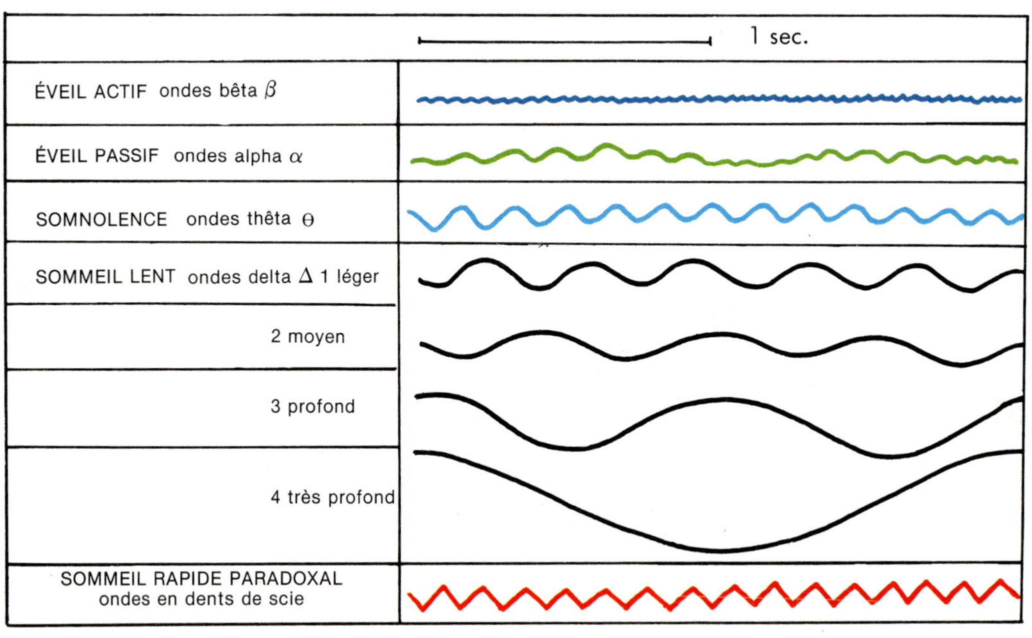

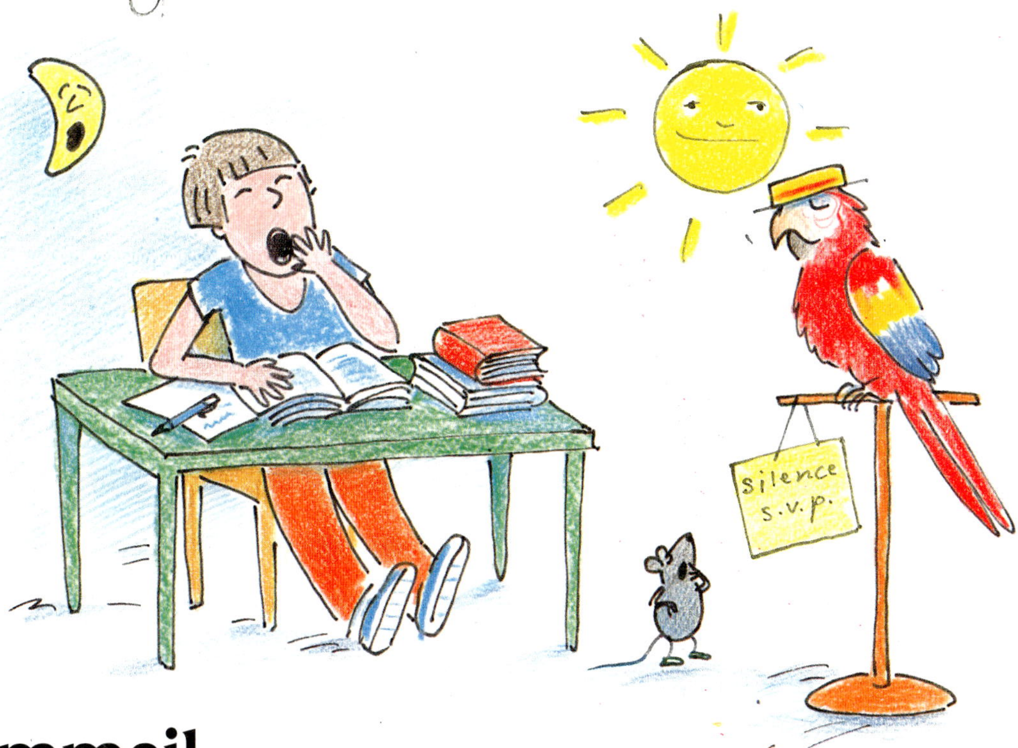

Sommeil : les coups de frein du cerveau

Quand on a beaucoup parlé, on peut se taire.

Quand on a mal aux pieds, on peut s'asseoir et se déchausser.

Quand il y a trop de bruit quelque part, on peut s'en aller ou bien se boucher les oreilles.

Quand il a trop travaillé, le cerveau, lui, change d'ondes : il nous alerte en nous donnant des coups de frein. Il faut savoir l'écouter et ralentir notre activité dès que possible. Notre cerveau connaît toute une gamme de coups de frein, depuis les plus légers qu'il nous envoie dans la journée, jusqu'au grand coup de frein du soir qui nous emmène dans le sommeil de la nuit.

SOMMEIL DE NUIT

L'après-midi s'achève. C'est l'heure de quitter le grand monde du travail et de l'école pour se diriger vers le petit monde intime de la maison. Dans les villes, les réverbères s'allument, des milliers de fenêtres s'éclairent et la ville se met à scintiller, la fée électricité passe.

A la campagne, le berger rentre ses moutons dans la bergerie. Peu à peu on change de rythme, on se détend. Certaines personnes aiment bien profiter de ce moment-là pour s'isoler et se reposer avant les retrouvailles du dîner.

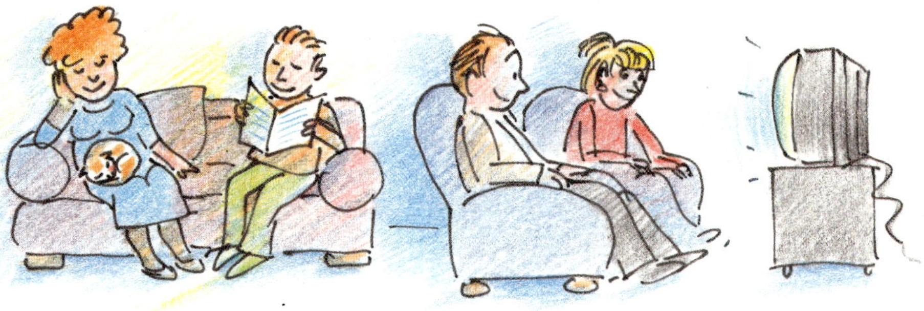

L'HEURE CALME

Les heures de la soirée sont peut-être les meilleures pour être ensemble : se parler, lire, écouter de la musique, regarder la télévision.

Certains se sentent si bien qu'ils peuvent s'endormir sans même s'en apercevoir. C'est très agréable de se laisser surprendre par le sommeil parmi les autres, à condition qu'ils vous laissent faire. Mais le plus souvent le sommeil arrive tout doucement, à pas de velours.

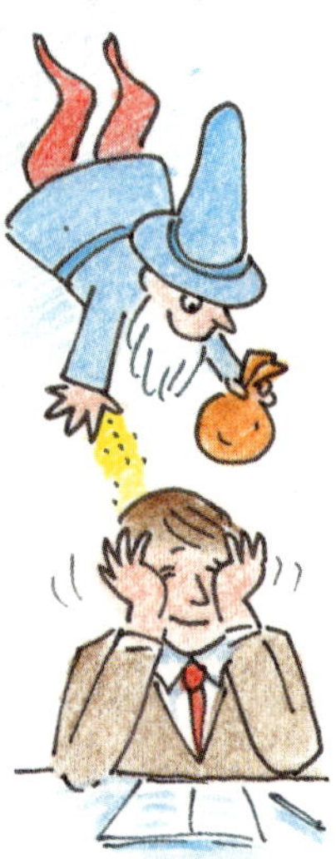

LE MARCHAND DE SABLE

Tout commence par les yeux : souvent ils piquent comme s'il y avait du sable dedans et l'on a besoin de les frotter, on dit que c'est l'heure du marchand de sable. On a aussi une bonne envie de bâiller et nos idées s'embrouillent. On dit alors qu'on dort debout !

Le marchand de sable, c'est notre cerveau, c'est lui qui nous envoie tous ces signes qu'il ne faut pas ***confondre avec la fatigue***. Il veut nous mettre en sommeil, il fabrique une hormone, la sérotonine, qui apporte ce message à tout notre corps. C'est la sérotonine qui déclenche les bâillements, avec le picotement des yeux et la somnolence si douce à chacun.

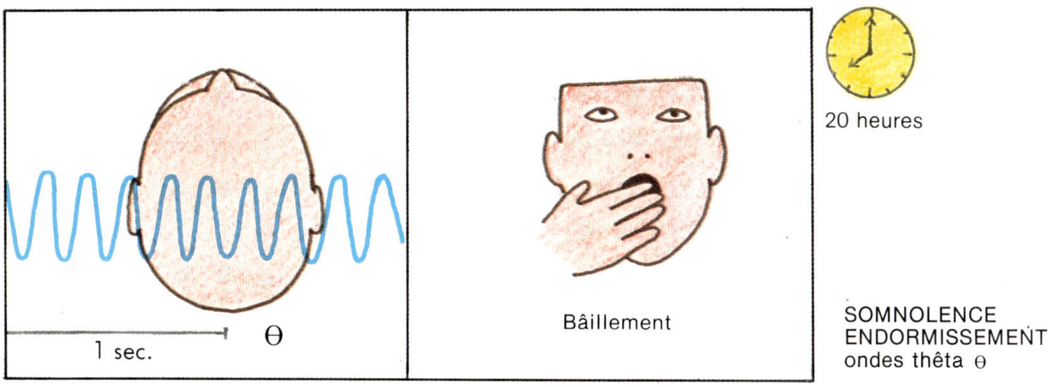

LE TRAIN-SOMMEIL

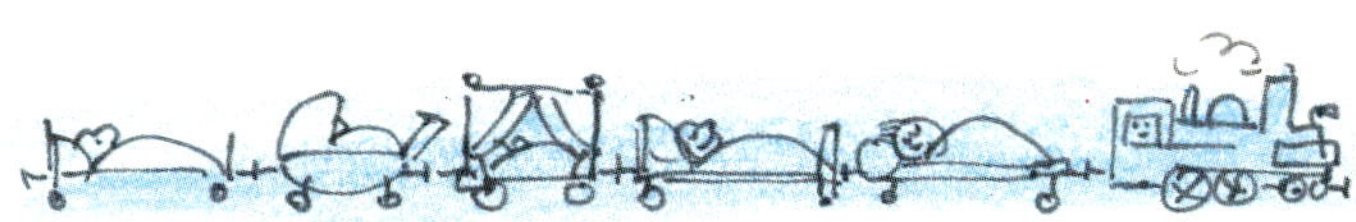

Tous ces signaux nous disent : « Attention le train-sommeil arrive ! » Car le sommeil est comme un train qui va nous emmener dans un voyage de nuit en faisant ***des boucles qui durent chacune environ 2 heures.*** La nuit est une succession de boucles. Attention départ !

Le soir, pour se laisser emporter, il vaut mieux être confortablement installé dans le calme et l'obscurité : au lit, car la position allongée est la meilleure, notre corps est au repos et nos muscles sont bien décontractés.

On dit qu'on n'a plus les yeux en face des trous : à ce moment-là, au début de chaque boucle, c'est un grand plaisir de les fermer. Tout de suite on est dans le flou, et c'est alors qu'on plonge dans le sommeil.

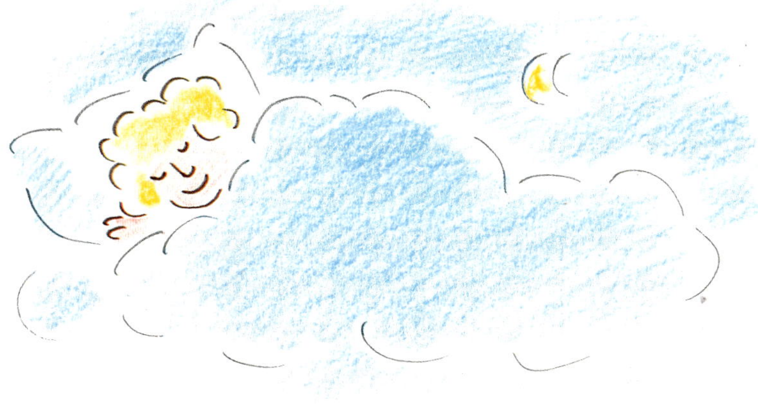

VOYAGE DANS UNE BOUCLE DE SOMMEIL

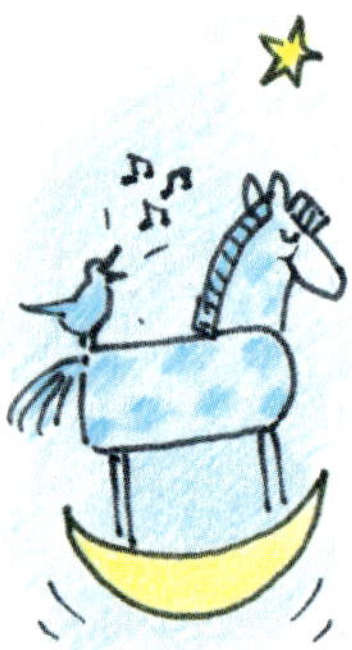

Le dormeur commence son voyage, il entre dans la première boucle (ou cycle) de sommeil. Dans chaque boucle, il y a cinq étapes différentes.

LE SOMMEIL À ONDES LENTES : UN VOYAGE EN 4 ÉTAPES

1ère étape : dormir d'une oreille

On se laisse encore bercer par les bruits, mais on n'a plus envie de communiquer. Pourtant, si quelqu'un nous touche ou nous appelle à ce moment-là, on s'en rend compte et on s'en souvient. On est en sommeil léger.

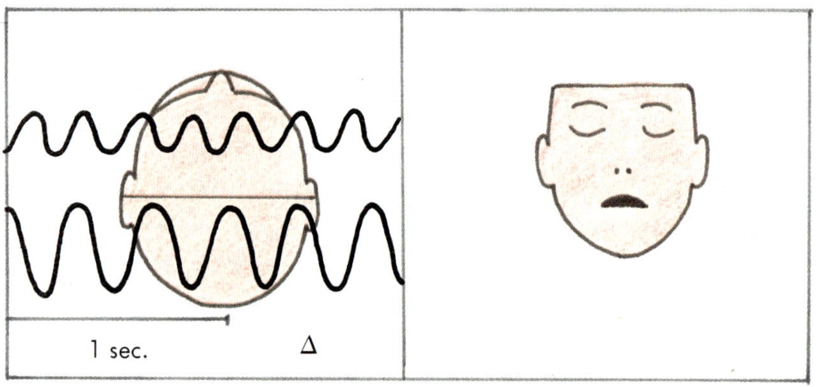

SOMMEIL LENT LÉGER/MOYEN
Les ondes du cerveau sont en delta Δ de fréquences différentes en avant (frontal) et en arrière (occipital)

2e étape : oreilles en veilleuse

Après les yeux, les oreilles se mettent au repos : on peut entendre ce qui se passe autour, mais on ne sait plus d'où ça vient et l'on se contente de flotter. Pendant ces deux premières parties du voyage, il est encore facile de s'éveiller. On est toujours en sommeil léger.

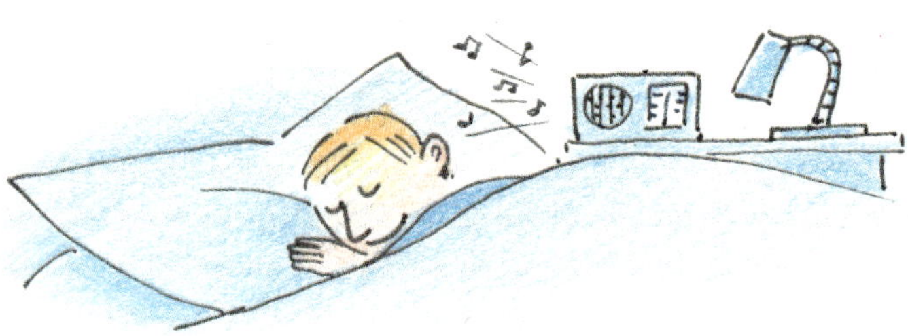

3ᵉ étape : dormir des deux oreilles

Nos oreilles ne nous transmettent plus les bruits et l'on n'entend plus rien du tout : ça y est, notre sommeil profond a vraiment commencé.

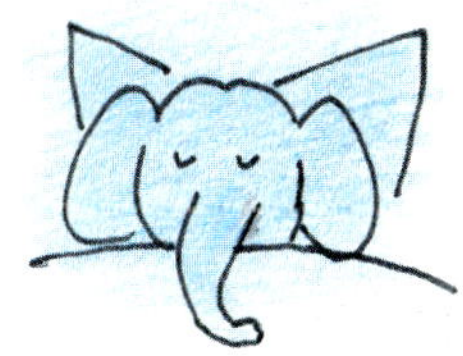

4ᵉ étape : dormir comme un sonneur

On dort profondément, c'est un sommeil réparateur qui nous repose de nos fatigues physiques. Il arrive qu'on bouge un peu, pour changer de position, pour se découvrir si l'on a trop chaud. On peut rêver pendant cette quatrième partie du voyage, mais on a du mal à se souvenir de ces rêves-là.

C'est aussi pendant ce sommeil que les somnambules déambulent, et qu'on peut faire pipi au lit.

On n'entend plus aucun bruit, ni les bruits habituels, ni les bruits exceptionnels, et un orage qui éclaterait alors ne nous réveillerait pas : il est très difficile de réveiller un dormeur à ce moment-là. Tant mieux car ce serait très cruel : il serait complètement désorienté.

Pendant ces quatre premières parties du voyage, notre respiration et les battements de notre cœur sont lents et réguliers, notre visage est sans expression et nos yeux complètement immobiles. Nos muscles nous permettent encore de bouger, de nous couvrir, de nous découvrir ou de donner de grands coups de pied.

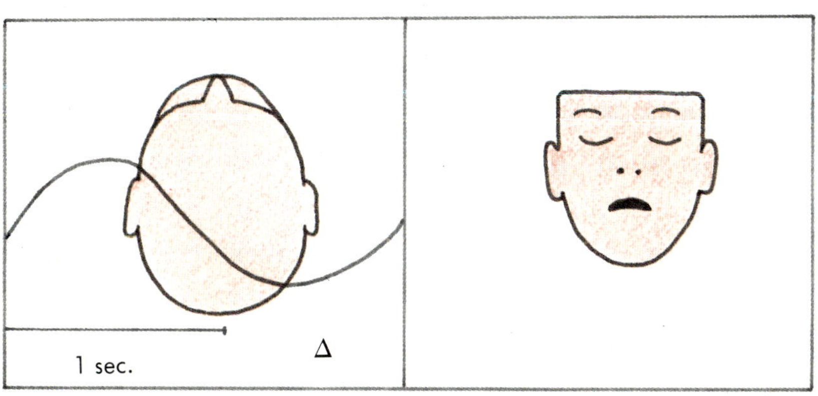

SOMMEIL LENT PROFOND
ondes delta Δ

LE SOMMEIL À ONDES RAPIDES : 5e ÉTAPE, LE SOMMEIL PARADOXAL

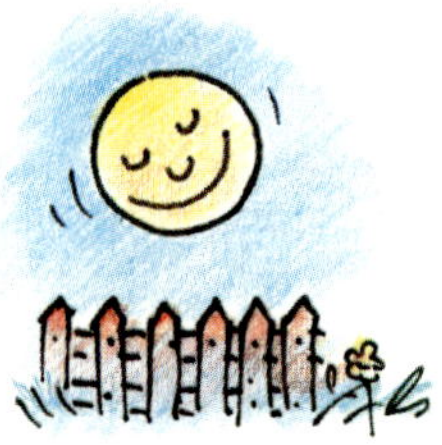

Soudain, tout change : le dormeur entre dans la zone de sommeil rapide ou paradoxal. Si on le regarde, on le voit d'abord sursauter. Puis, surprise ! son visage s'anime, il exprime du plaisir en faisant des sourires, du déplaisir en faisant des grimaces, ***ses yeux bougent beaucoup*** sous ses paupières, ses pieds et ses mains sont agités de secousses et son sexe est en érection (cela veut dire que le pénis du garçon, le clitoris de la fille durcissent et augmentent de volume).

Le cœur du dormeur se met à battre plus vite et sa respiration devient si irrégulière qu'à certains moments, il faut tendre l'oreille pour la percevoir.

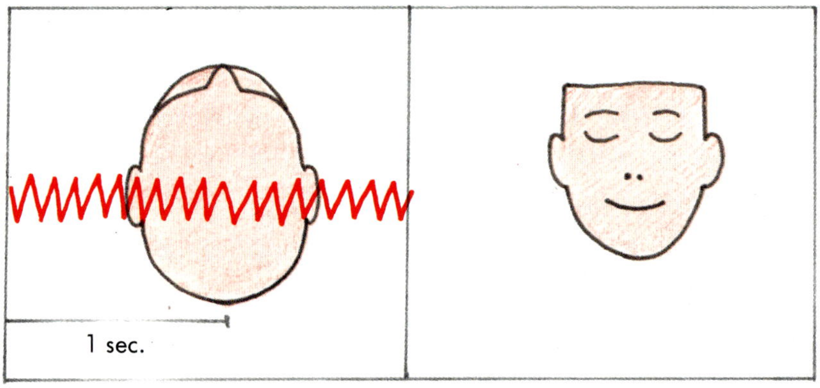

SOMMEIL RAPIDE
PARADOXAL
ondes en dents de scie

Poupée de chiffon

Si l'on enregistre les ondes cérébrales du dormeur, on est encore plus étonné : elles sont redevenues rapides, aussi rapides que s'il était éveillé, les yeux fermés.

Pourtant, pas de doute, ce dormeur-là dort comme un loir et si l'on voulait le réveiller, on aurait beaucoup de mal. C'est une vraie poupée de chiffon, ***son corps est comme paralysé*** (ce qui l'empêche de faire pipi). Quel est ce mystère ?

Comme un tout petit bébé

On appelle ce sommeil « le sommeil paradoxal » (un paradoxe, c'est quelque chose qui surprend beaucoup) et il l'est en effet car, quel que soit notre âge, notre cerveau fonctionne alors à ce moment-là comme il fonctionnait quand nous étions encore dans le ventre de notre mère.

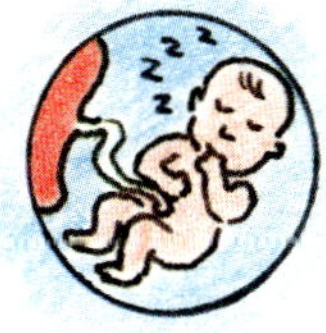

L'endroit bleu : une clé pour rêver

C'est à ce moment-là que se font les rêves les plus chargés d'émotion, ceux dont on se souvient le mieux au réveil. Pour que nous puissions rêver en toute tranquillité, le cerveau prend toutes ses précautions, il actionne une zone précieuse, le *locus caeruleus*, ce qui veut dire en français « l'endroit bleu », qui travaille comme un interrupteur : il coupe le contact entre notre cerveau et nos muscles, c'est ce qui provoque le sursaut à l'entrée du sommeil paradoxal.

Ce sommeil-là dure environ un quart d'heure et se termine toujours par un profond soupir. C'est la fin du cycle (ou boucle).

Rêver pour bien vivre

Le sommeil paradoxal est un grand mystère et l'on ne sait pas exactement à quoi il sert. Mais il est indispensable : quelqu'un que l'on prive du sommeil paradoxal devient nerveux, a des idées bizarres et il n'est plus aussi bien adapté à la vie. Plus tard, dès qu'il pourra de nouveau dormir tranquillement, tout se passera comme s'il rattrapait son retard de rêves.

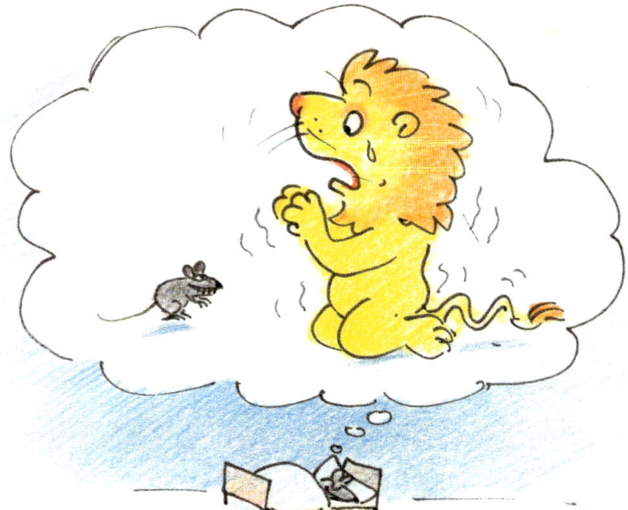

UNE NUIT : ENCHAÎNEMENT DE 4 BOUCLES ou CYCLES

(Durée moyenne de chaque boucle : 1 h 45 à 2 h)

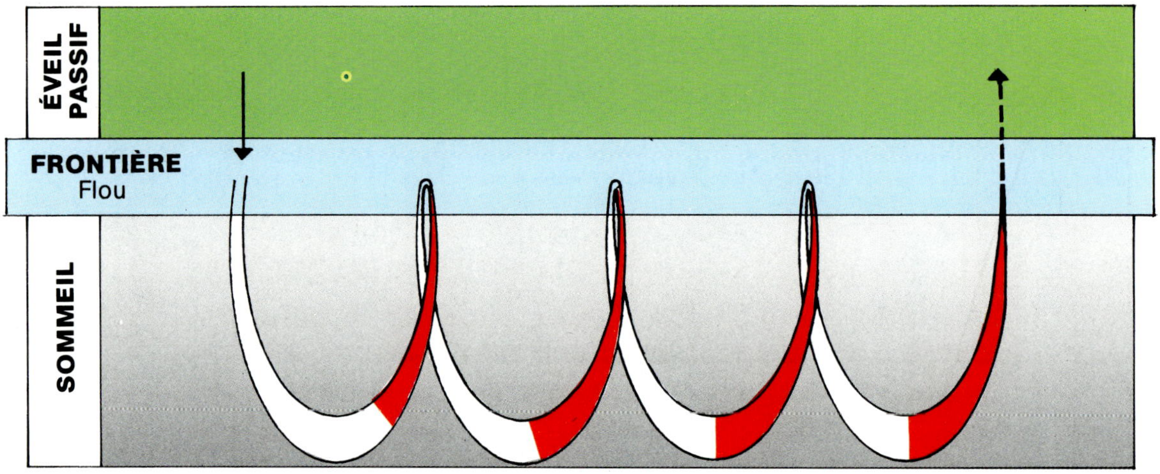

JEUX DE REPOS AU CHOIX : coupure, pause, bouclette.

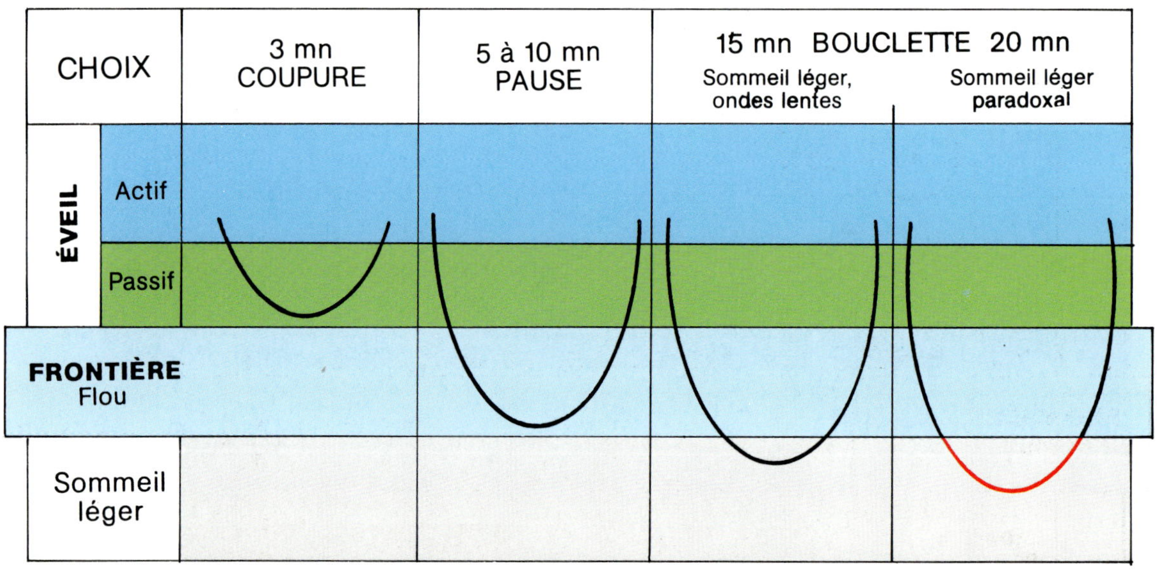

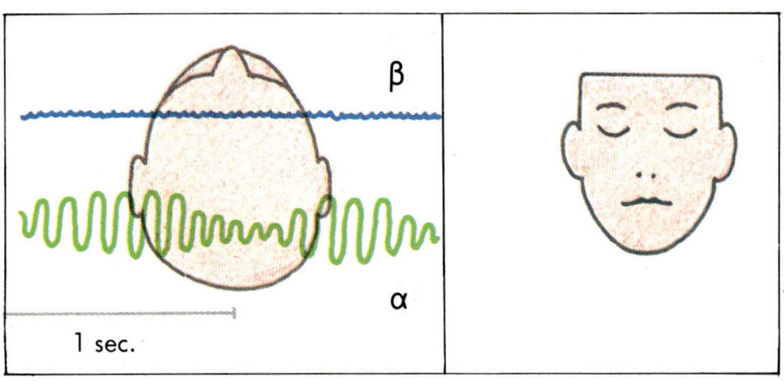

COUPURE
ÉTAT DE VEILLE
PASSIF
RELAXATION
les ondes du cerveau sont différentes bêta β en avant (frontal) et alpha α en arrière (occipital)

SCHÉMA D'UNE BOUCLE ou CYCLE DE SOMMEIL

(Durée moyenne 1 h 45 à 2 h)

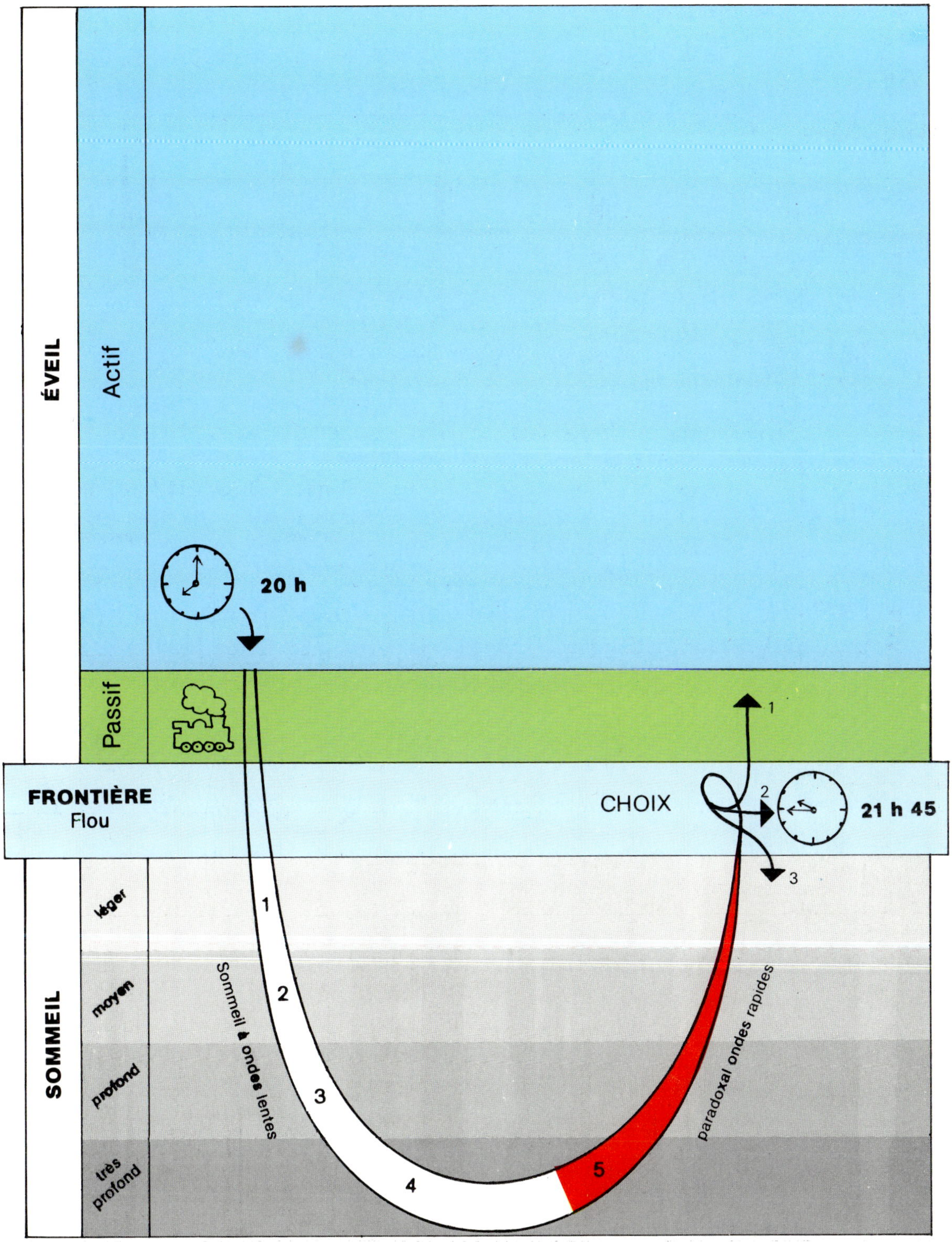

1 Eveil spontané — 2 flou, mémorisation du rêve — 3 sommeil spontané

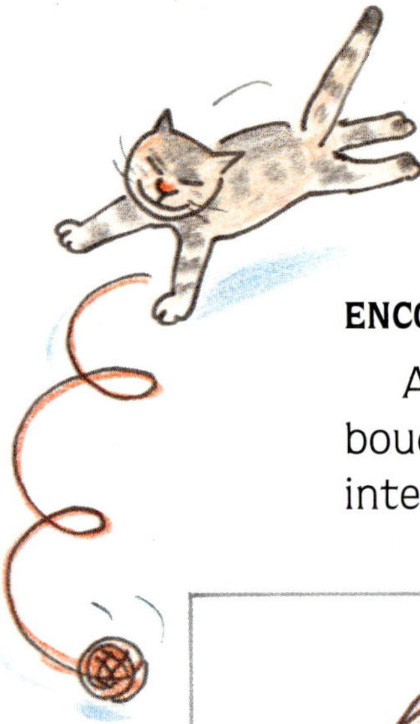

ENCORE UNE BOUCLE ?

A la fin du sommeil paradoxal, le train-sommeil achève sa boucle et nous ramène tout près de l'éveil. C'est la phase intermédiaire, frontière (flou) entre le sommeil et l'éveil.

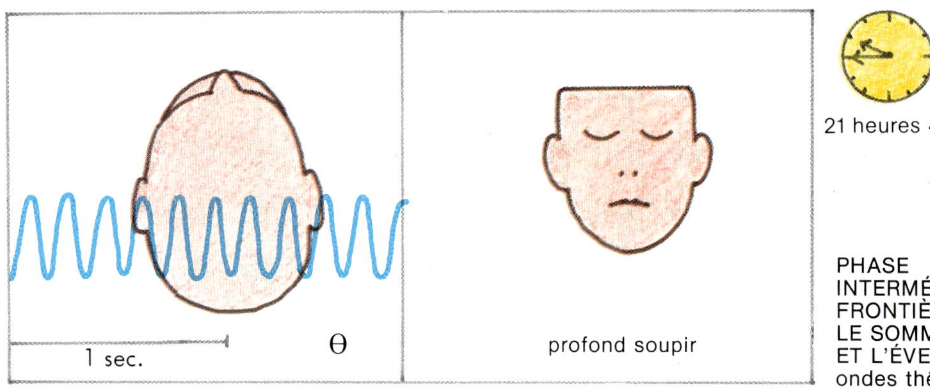

21 heures 45

PHASE INTERMÉDIAIRE FRONTIÈRE ENTRE LE SOMMEIL ET L'ÉVEIL
ondes thêta θ

Notre cerveau peut alors faire son choix : ou bien le voyage s'arrête pour le voyageur et c'est un bon moment pour s'éveiller, ou bien on repart pour une nouvelle boucle de sommeil : alors on se retourne dans son lit et l'on se réinstalle confortablement.

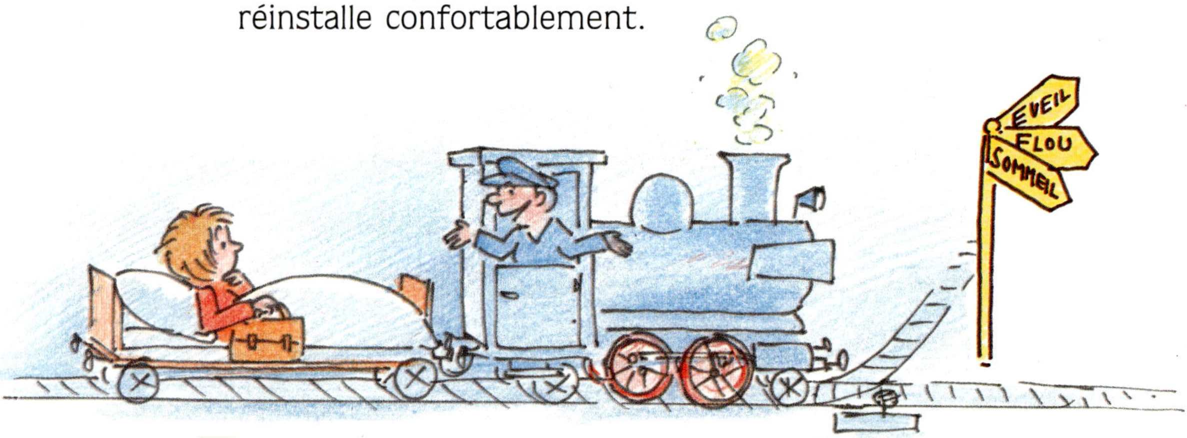

De boucle en boucle

On comprend facilement la façon dont le voyage se déroule en regardant quelqu'un dormir.

On peut faire 3, 4 ou 5 boucles ou cycles de sommeil pendant une nuit. Parfois, quand le rythme de vie est bousculé, on peut commencer une boucle par du sommeil paradoxal, la petite secousse du début peut alors nous donner l'impression de tomber et nous réveiller complètement, c'est bien dommage !

A mesure que la nuit avance, on a de moins en moins de sommeil à ondes lentes et de plus en plus de sommeil paradoxal. Et, généralement, les rêves sont différents à chaque boucle. Les boucles de sommeil changent aussi selon les périodes de la vie, les épreuves que nous traversons et selon notre fatigue. Le rêve le plus long (dernier sommeil paradoxal) s'exprime juste avant l'éveil spontané. C'est pour cela qu'on s'en souvient si bien.

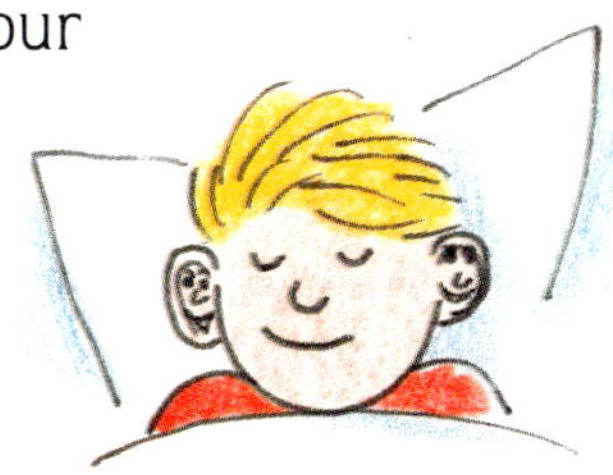

L'ÉVEIL

A la quatrième ou cinquième boucle de sommeil, nous voilà bien reposés. C'est le moment de s'éveiller.

Nos oreilles qui s'étaient endormies les dernières sont les premières à s'éveiller : avant même d'avoir ouvert les yeux, on commence à entendre les bruits alentour. En même temps, on perçoit les odeurs : celles du café, du pain grillé. La journée commence vraiment bien !

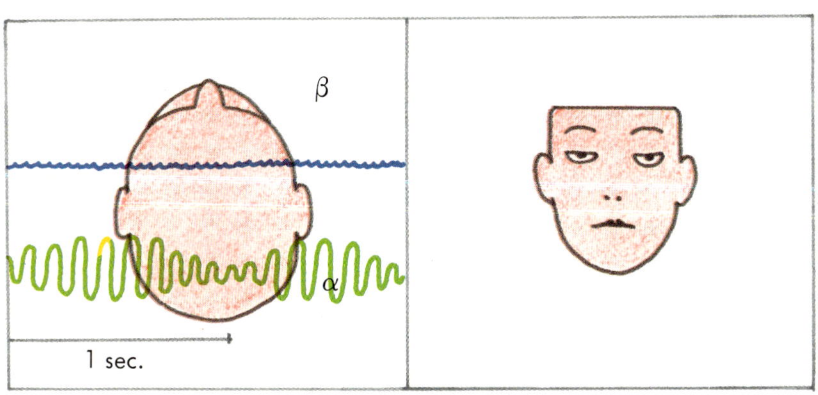

ÉVEIL SPONTANÉ
les ondes du cerveau sont différentes bêta β en avant (frontal) et alpha α en arrière (occipital)

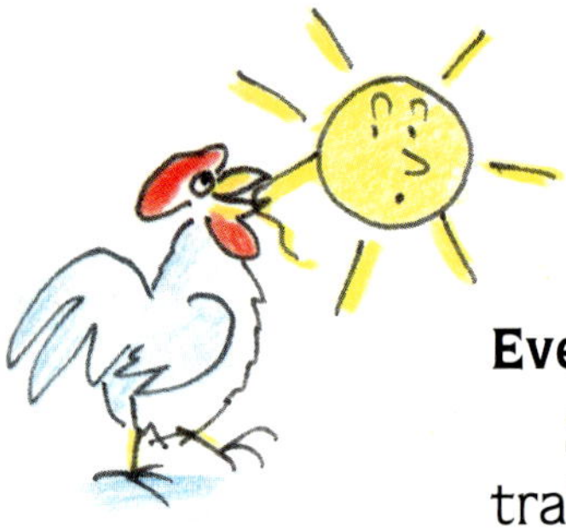

Eveil et réveil

S'éveiller, c'est sortir naturellement du sommeil quand le train entre en gare à la fin d'une boucle.

Etre réveillé, c'est être tiré du sommeil par un événement extérieur (par les autres, par le réveille-matin...) et, parfois, en plein milieu d'une boucle.

Quand on s'éveille naturellement, tout seul, on se sent en forme, prêt à communiquer. Quand on nous réveille, cela peut interrompre un moment très important de la boucle, au plus profond de notre sommeil. C'est comme un petit accident de parcours. Quel effort pour reprendre pied ! c'est vraiment difficile à ce moment-là d'être de bonne humeur !

En pratique, l'idéal est de s'éveiller naturellement. Là encore on peut faire confiance au cerveau. Avant de s'endormir, on prévoit l'heure de l'éveil, on se le dit, on se le répète, le cerveau enregistre. Le lendemain matin, nos horloges internes sont au rendez-vous : le besoin d'aller aux toilettes, l'ouïe et les autres sens en éveil. Si l'on préfère, on peut utiliser un réveil, mais tout l'art consiste à le faire sonner à la fin d'une boucle. Quel plaisir quand on s'éveille deux minutes avant la sonnerie !

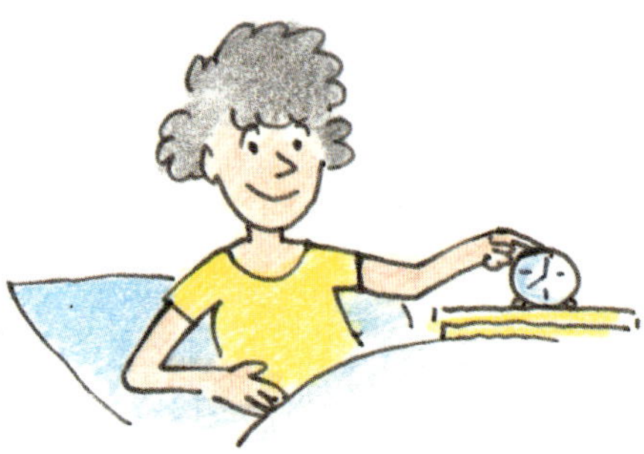

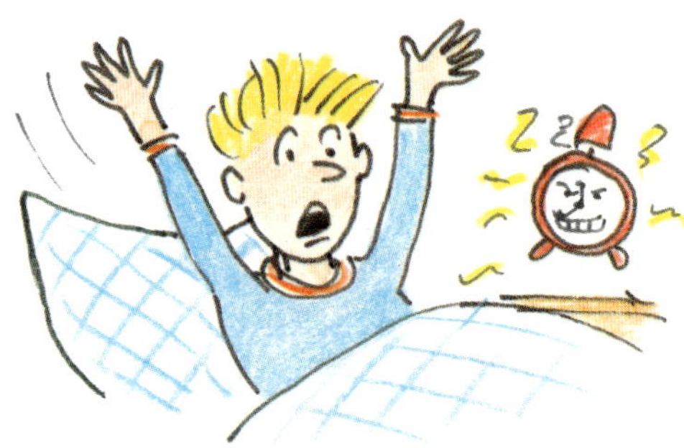

Bonjour le matin !

Un bon dormeur sait bien s'éveiller : avant de se mettre debout et de plonger dans les activités du jour, attention !

— d'abord, prendre le temps de refermer soigneusement sa nuit derrière soi : pour cela, attraper ses rêves avant qu'ils ne s'envolent comme des papillons ;

— se remettre les yeux en face des trous ;

— se masser tout le visage pour bien activer la circulation du sang, et se frotter derrière les oreilles ;
— se lever ni du pied droit ni du pied gauche mais des deux à la fois, c'est bien plus sûr !
— enfin un peu d'eau fraîche sur la figure, et nous voilà prêts à rencontrer les autres autour du petit déjeuner et à raconter notre voyage de nuit entre deux tartines.

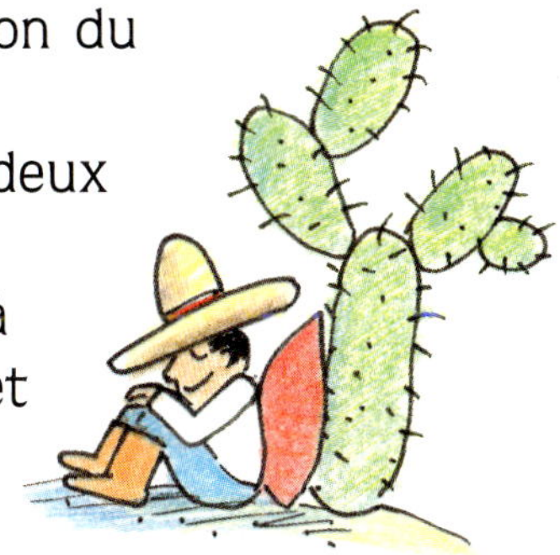

SOMMEIL DE JOUR : PAUSES ET SIESTES

Dans la journée aussi, le cerveau peut nous faire signe : il nous donne des petits coups de frein. Il faut apprendre à les reconnaître pour lui accorder les pauses-repos qu'il demande. Mais ces pauses-là peuvent se faire dans un pré, sur une chaise ou en classe, la tête appuyée sur ses mains, dans la lumière et dans le bruit.

3 MINUTES : MINI-PAUSE

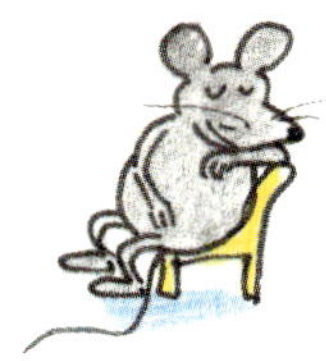

On est dans la lune, inattentif, on a un passage à vide. Le cerveau est en train de freiner, il demande à se reposer sur des ondes plus lentes. Il suffit de s'arrêter un instant, d'appuyer la tête sur son bras et de fermer les yeux : trois minutes de pause peuvent suffire et après on redémarre ! Les tout-petits savent bien faire cela : on les voit interrompre leurs jeux pour venir poser la tête sur un coussin ou sur les genoux d'un adulte. Les adultes feraient mieux d'imiter les enfants plutôt que de prendre un café bien fort.

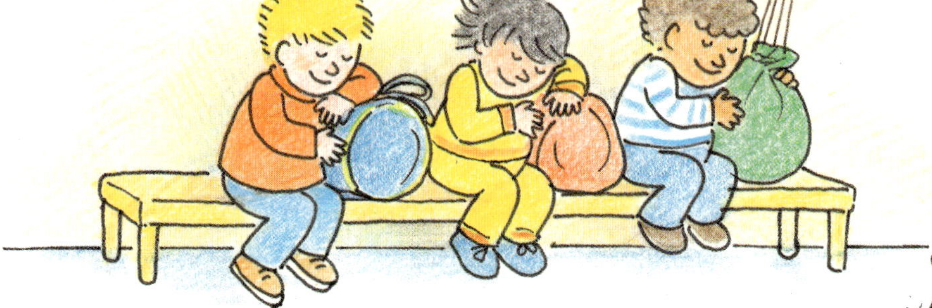

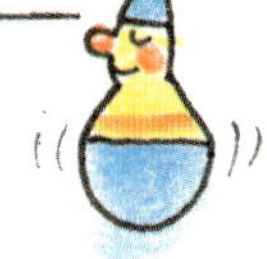

BOUCLES ET BOUCLETTES

On ne tient plus les yeux ouverts, la fatigue nous assomme, c'est le coup de barre, le cerveau freine encore plus fort. On a remarqué que cela arrivait plus fréquemment à certaines heures de la journée : 10 heures du matin et 5 heures de l'après-midi.

Que faire ? C'est très simple : offrir à son cerveau une boucle ou une bouclette de sommeil, selon le temps dont on dispose.

L'autre nom d'une boucle de jour, c'est la sieste.

Bouclette de 20 minutes de sommeil léger

Si l'on n'a pas beaucoup de temps devant soi, il vaut mieux ne pas s'allonger, car le confort est traître et pourrait nous entraîner dans une grande boucle. Il suffit alors de s'installer comme un cow-boy à califourchon sur une chaise, la tête appuyée sur le dossier. Pendant une bouclette de sommeil, on a parfois le temps de rencontrer un rêve, car le cerveau s'offre alors directement du sommeil paradoxal.

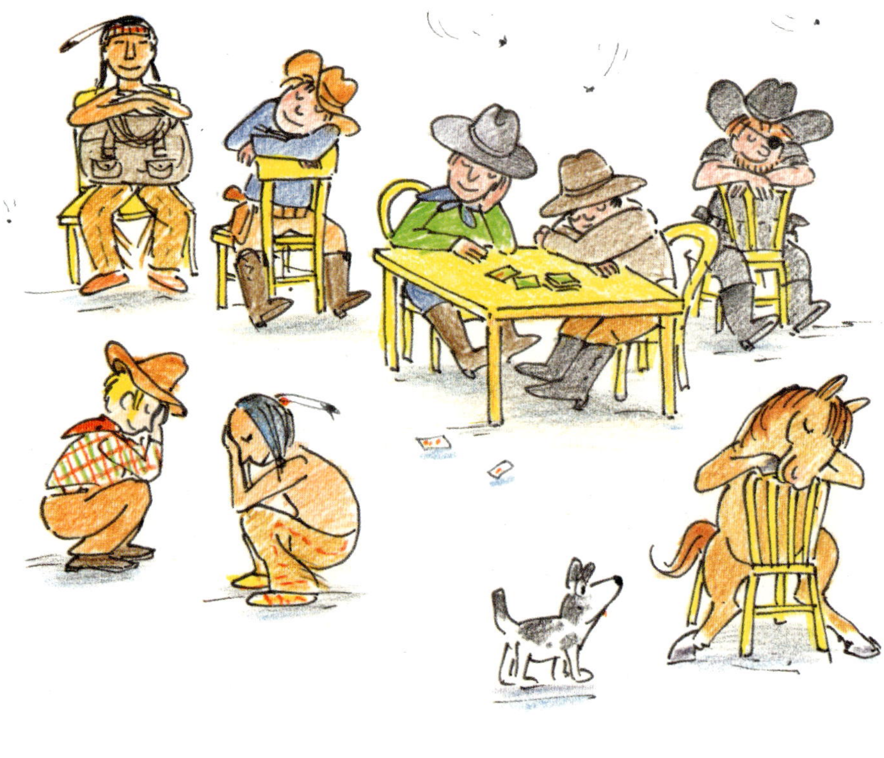

2 heures : on boucle

Si l'on a 2 heures devant soi, on peut faire une boucle complète de sommeil : on peut alors s'allonger, mais il n'est pas nécessaire de fermer les volets ou de se mettre à l'abri des bruits, on peut faire une très bonne sieste en plein jour, et même n'importe où.

Dans nos pays, la grande sieste c'est plutôt une gourmandise du week-end ou des vacances.

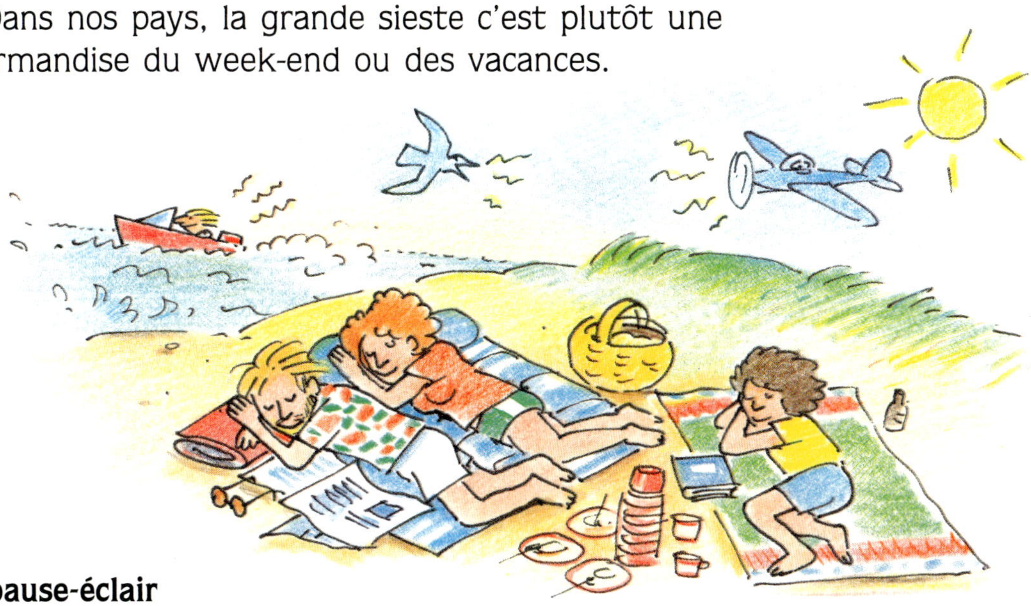

La pause-éclair

On peut essayer une bonne recette lorsqu'on est fatigué et qu'on n'a pas du tout de temps : 10 bâillements valent une sieste, dit-on. 10 bons gros bâillements, bien profonds, bien polis avec la main devant la bouche, quelle détente ! On peut s'amuser à organiser entre amis le concours du bâillement le mieux réussi.

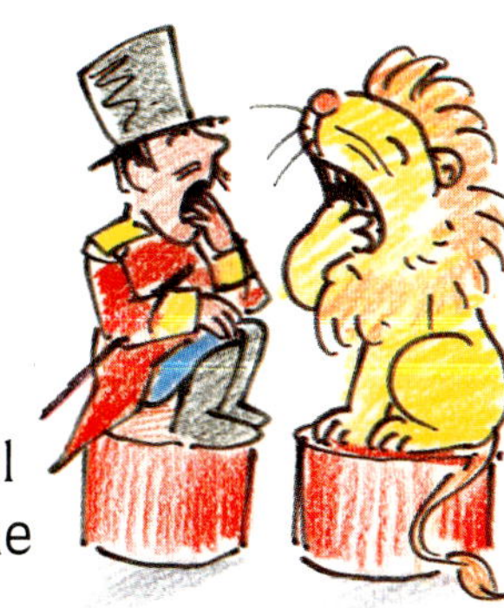

La pomme de Newton

Les pauses-repos de la journée préparent un bon sommeil de nuit et elles sont très importantes pour la santé, aussi ne faut-il pas accepter les moqueries.

Il peut s'en passer des choses pendant une sieste : si Newton n'avait pas fait la sieste sous un arbre, aurait-il pu recevoir sur la tête la pomme qui lui a fait découvrir les lois de la pesanteur ?

LES SAGES DU REPOS

Il y a beaucoup de sages du repos autour de nous :
— dans certains pays, la sieste est tellement généralisée que c'est comme une parenthèse de nuit en plein jour, et qu'il ne viendrait à personne l'idée de vous déranger ni de vous téléphoner pendant ce moment-là ;
— en Extrême-Orient, il est tout à fait admis de demander une pause-repos lorsqu'on est engagé dans des discussions difficiles, entre personnes qui font du commerce par exemple ;
— en Chine, il y a dans les usines des endroits prévus avec des banquettes sur lesquelles les gens peuvent venir se reposer quand ils en ressentent le besoin.

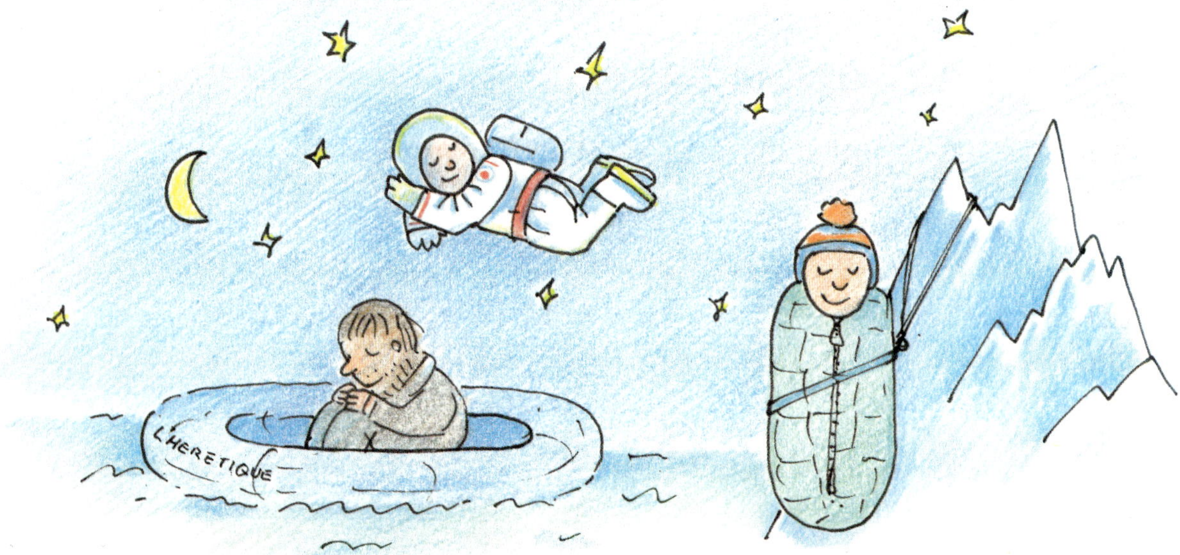

LES AVENTURIERS DU SOMMEIL

Pour continuer à diriger leurs bateaux pendant leur sommeil, Alain Bombard ou Eric Tabarly, navigateurs solitaires, ont dû inventer une nouvelle manière de dormir : ils se sont habitués à ne faire que des bouclettes ou des boucles de sommeil d'environ 2 heures.

Les alpinistes qui dorment attachés par des cordes à des

corniches, les médecins, les infirmiers ou pompiers qui sont de garde, et les cosmonautes ont appris à adapter leur sommeil à leur emploi du temps.

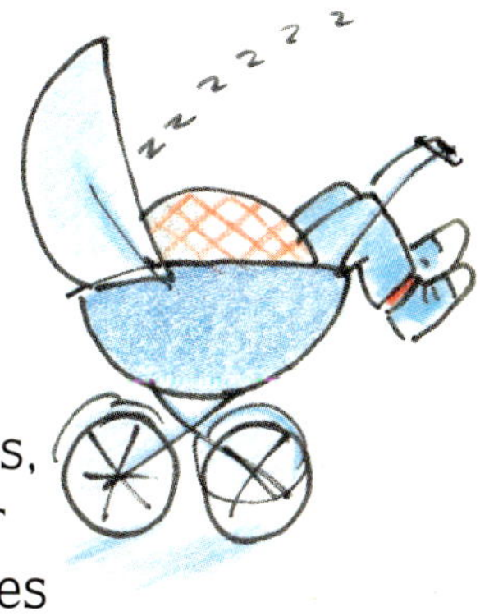

DU SOMMEIL POUR GRANDIR

Les hommes ont quelque chose de commun avec les lions, les chats et... les souris : au moment de leur naissance, leur corps n'est pas tout à fait terminé et, à cause de cela, on les appelle des ***petits mammifères***. Pour qu'ils se développent complètement, il faut aux petits humains de l'affection, de la communication, de la nourriture et aussi beaucoup de sommeil.

C'est pour cette raison que les nourrissons dorment tant : pendant leur sommeil, leur corps est en plein travail. Il ne faut surtout pas les réveiller. Quand on doit transporter un bébé, pour préserver son sommeil, on peut alors mettre la main en écran sur ses yeux ; mais, en général, un bébé s'endort facilement dans le bruit et la lumière.

À QUOI RÊVENT LES BÉBÉS ?

On peut très bien observer un bébé qui dort sans le déranger. C'est très intéressant, il nous apprend beaucoup de choses.

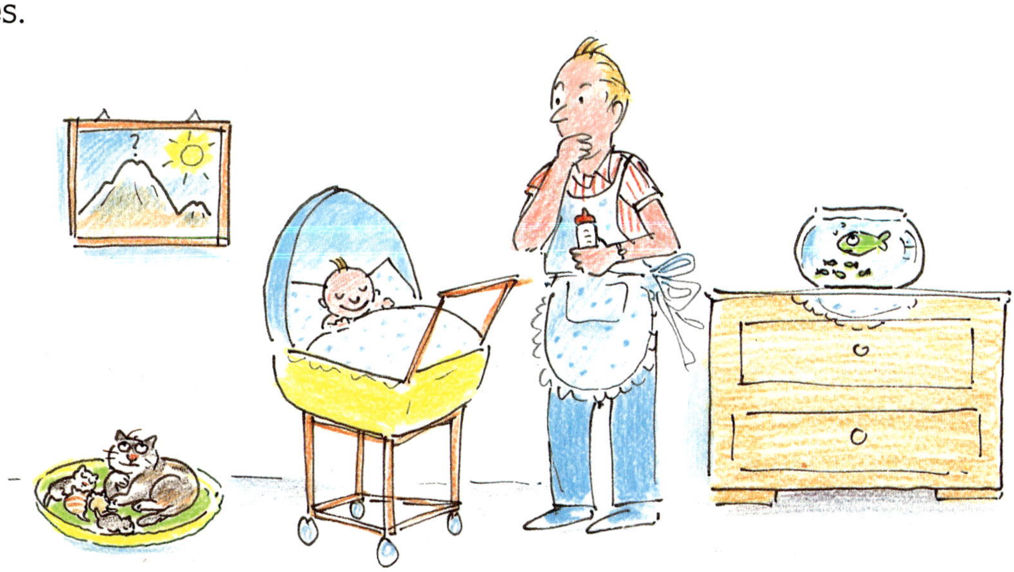

Pendant ses trois premiers mois, il s'endort dès la fin de sa tétée, il commence son sommeil par un petit sursaut et, tout en dormant, il bouge les yeux, il sourit et fait des mimiques, il s'étire : on peut voir qu'il est en plein sommeil remuant. C'est un sommeil très spécial qui est celui des bébés jusqu'à l'âge de 3 mois. Puis il soupire et son sommeil devient plus calme. Il fait des mouvements avec sa bouche comme pour téter. Un bébé qui vient de naître a 50% de sommeil remuant. C'est dire qu'il rêve beaucoup, mais à quoi ? C'est un très grand mystère puisqu'il ne peut pas nous le raconter !

Le cap du 3e mois

A partir de son 3e mois, grand changement : son sommeil s'inverse. Il s'endort calmement après son repas, son corps ne bouge plus du tout, sa respiration est profonde et régulière : il commence par un sommeil calme avant d'entrer dans le sommeil paradoxal qui remplace le sommeil remuant.

En grandissant, il dort de moins en moins, il est de plus en plus intéressé par la communication, et son sommeil s'organise comme celui d'un adulte dès le 9e mois.

En pratique : pendant les 3 premiers mois, le bébé peut s'endormir partout, même dans le bruit. Après 3 mois, l'endormissement est fragile pendant 20 minutes : il ne faut pas lui parler, mais on peut l'aider à s'endormir en imitant une personne qui dort, yeux fermés et respiration lente.

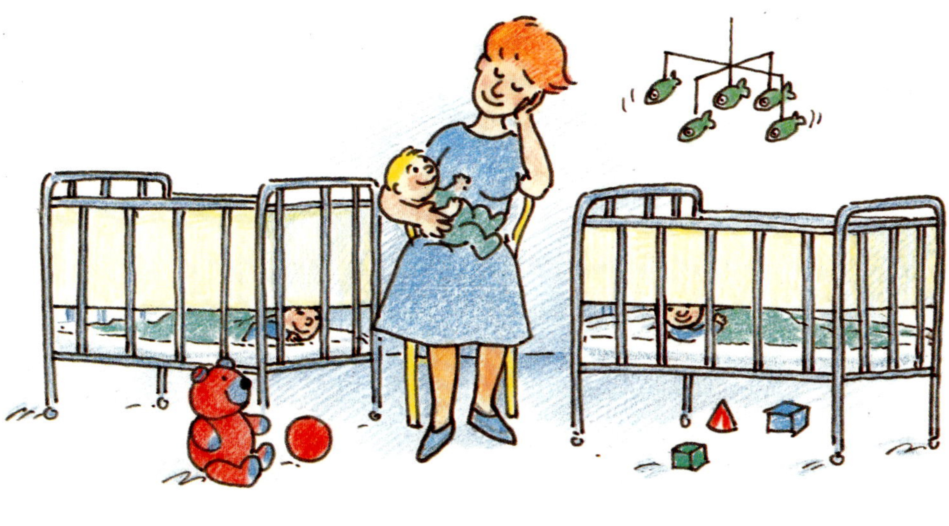

NOTRE SOMMEIL ÉVOLUE AVEC NOUS

Avec l'âge, le sommeil se modifie : on a moins de sommeil paradoxal et beaucoup plus de sommeil léger pendant lequel on perçoit bien les bruits familiers. C'est pour cela que les grands-mères et les grands-pères se plaignent souvent de mal dormir et de dormir peu. Il faut leur expliquer que le sommeil léger est un sommeil qui est tout à fait reposant et que s'ils ont un sommeil différent de celui de leurs petits-enfants, ils ne dorment pas mal pour autant.

Conclusion pratique : on peut faire du bruit près d'un nourrisson qui dort, mais il vaut mieux marcher sur la pointe des pieds devant la chambre des grands-parents !

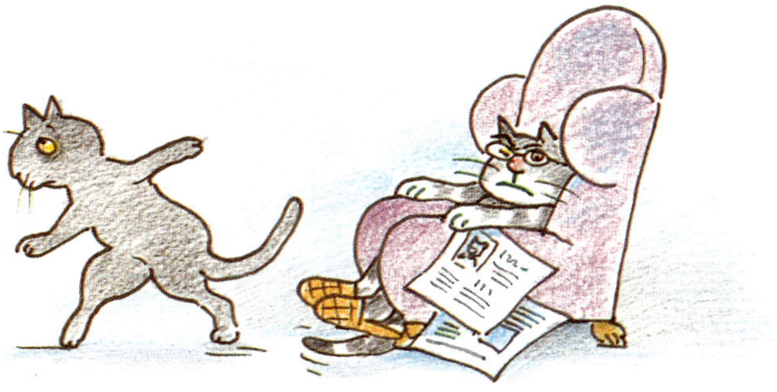

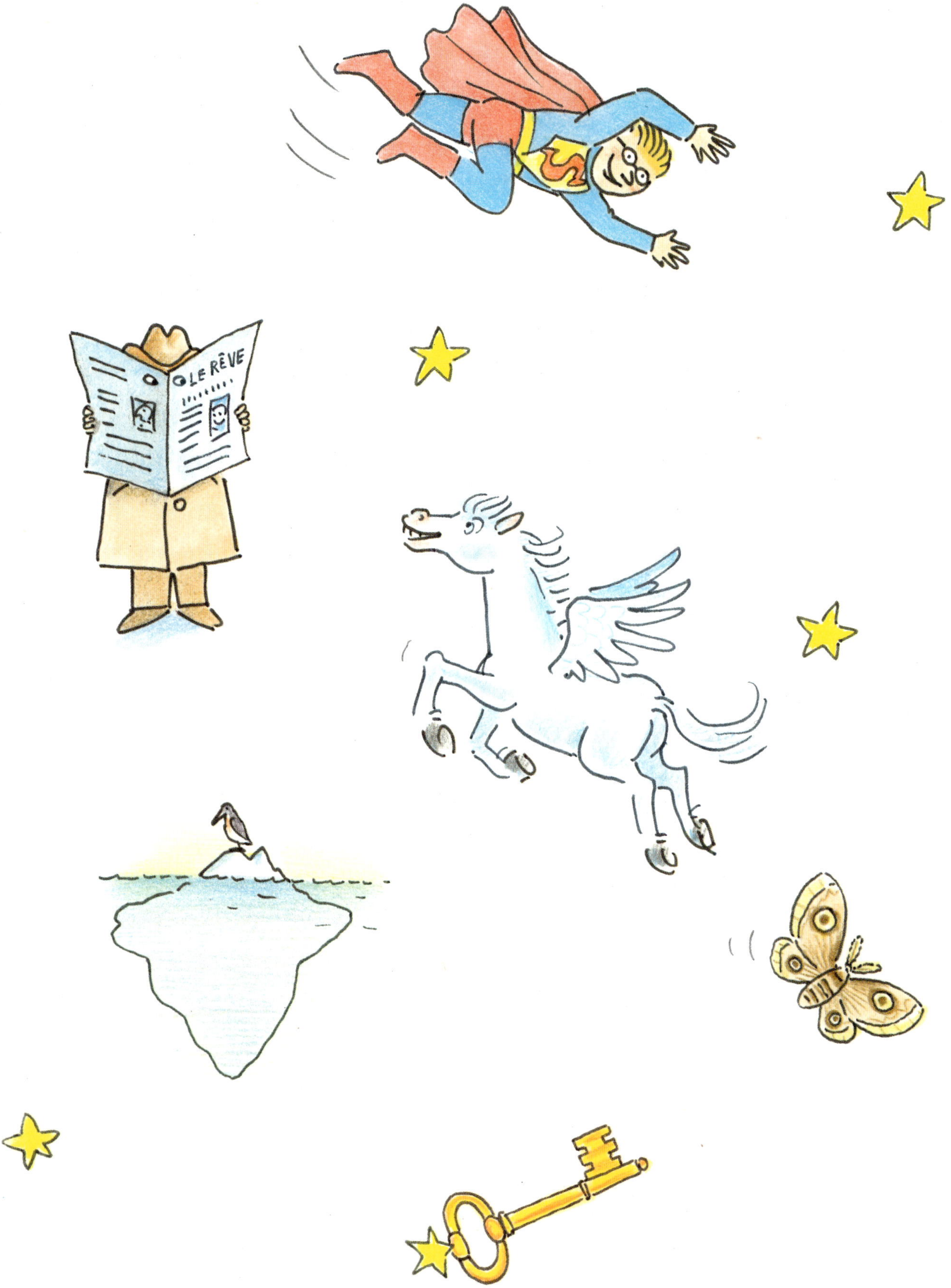
LE RÊVE

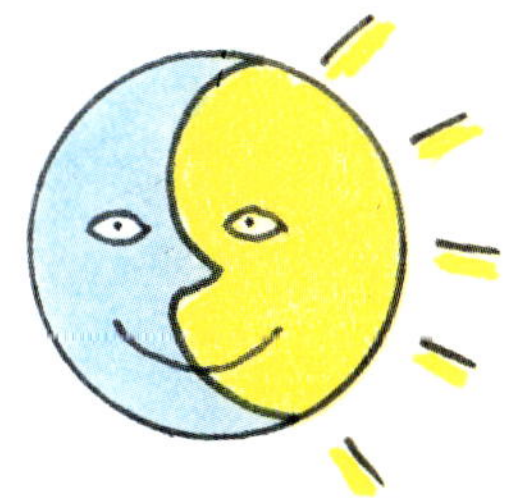

DE RÊVES EN AVENTURES

**Grandir au fil des rêves, voilà un joli programme de nuit.
Rêves dorés, douillets, enchantés, rêves tordus,
griffus, biscornus, rêves fantastiques, élastiques, magnétiques,
rêves tendres, que de rêves
qui nous proposent des énigmes.**

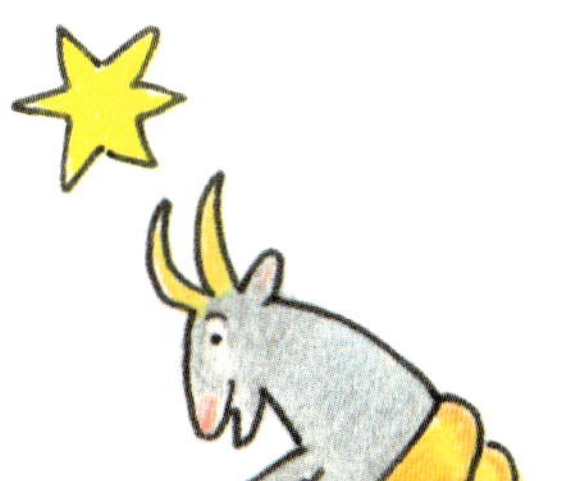

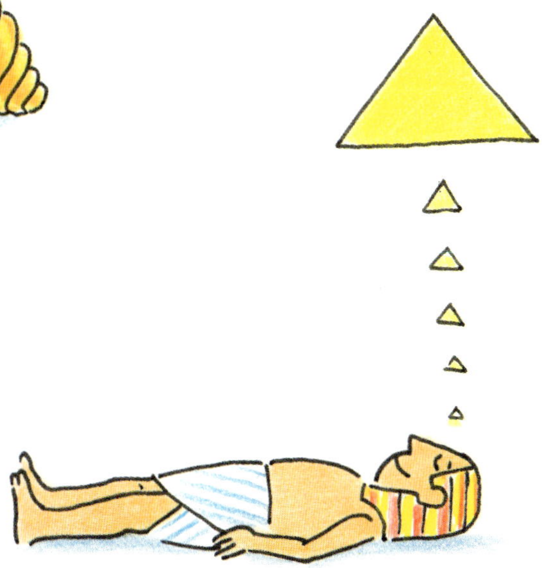

LES AVENTURES DE LA NUIT

Il peut nous arriver beaucoup d'aventures pendant une nuit de sommeil : on n'en garde aucun souvenir ou, au contraire, on s'en souvient à l'éveil. Ces aventures peuvent être très déplaisantes comme le sont les insomnies ou les cauchemars, ou agréables comme le sont les beaux rêves.

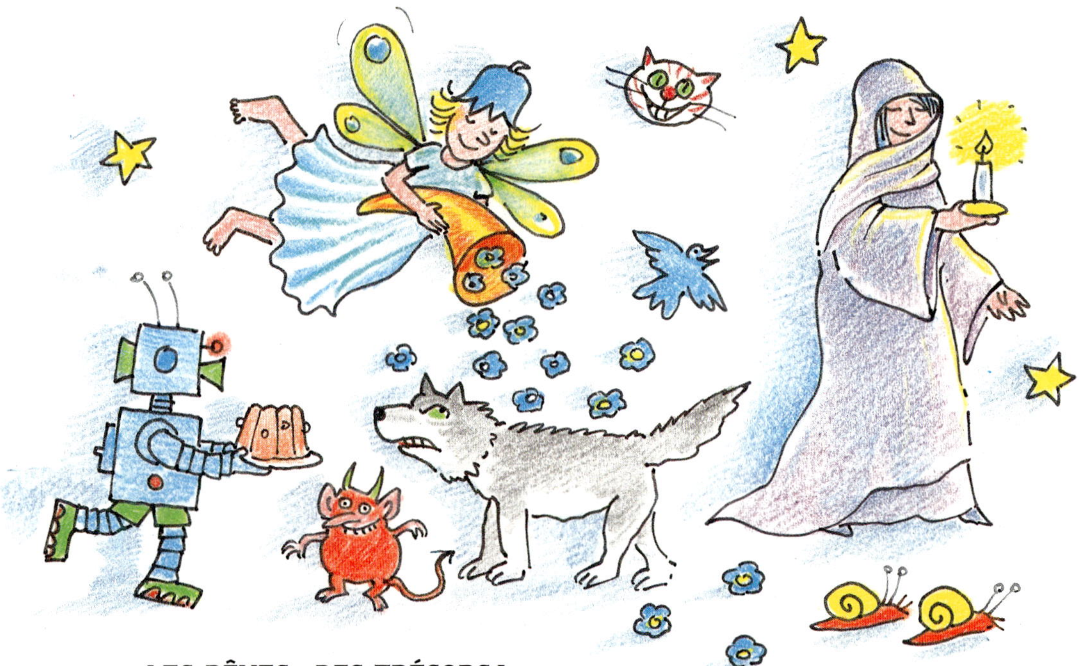

LES RÊVES : DES TRÉSORS !

Cachés au cœur de chaque boucle de sommeil, se trouvent de merveilleux trésors : les rêves.

Ce que nous appelons les rêves sont une suite d'images, de sons, d'odeurs ou d'émotions dont on se souvient à l'éveil. Ils ne racontent pas toujours une histoire avec un début et une fin, ils sont même souvent sans queue ni tête, on peut y retrouver des gens qu'on aime ou des amis oubliés, mais on y rencontre aussi beaucoup d'inconnus.

RÊVER DE TOUTES LES COULEURS

Certains rêves sont en couleurs, d'autres en noir et blanc, certains sont sonores et on peut même y entendre de la très belle musique, des paroles très claires ou des phrases

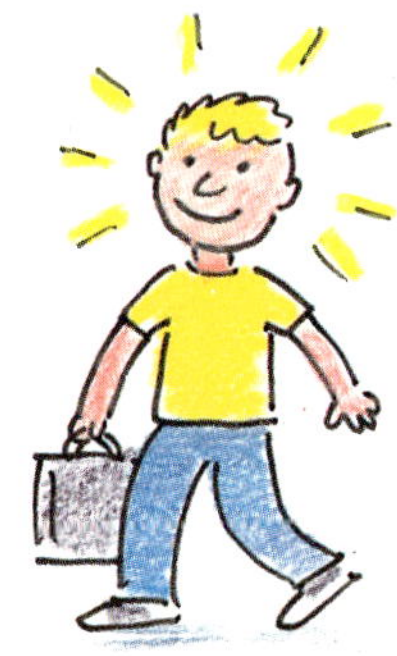

entières. Les rêves peuvent apporter avec eux beaucoup d'émotions : ils sont terribles, on est alors désorienté et la peur nous réveille, ou bien ils nous font plaisir et la journée suivante en est tout illuminée.

Souvent, à l'éveil, il ne nous en reste qu'une ou deux images qui s'envolent très vite, mais, parfois, ils nous reviennent dans la journée.

RÊVES SACRÉS

Depuis les temps les plus anciens, les hommes s'interrogent sur leurs rêves. Dans beaucoup de sociétés, les rêves avaient une place très importante : les Egyptiens avaient des temples dédiés au dieu Sérapis et, dans certaines circonstances de leur vie, ils venaient y dormir. Les rêves qu'ils faisaient cette nuit-là avaient une signification particulière pour eux et ils y attachaient la plus grande importance.

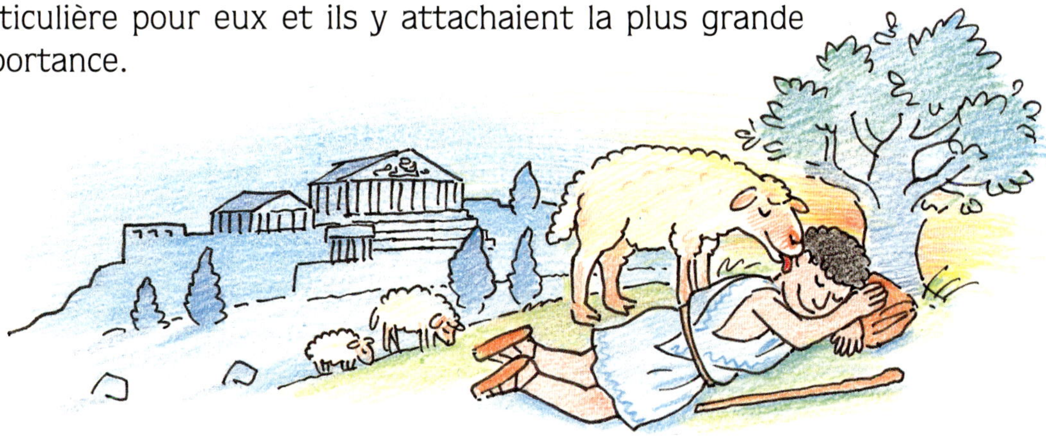

Les Grecs de l'Antiquité disaient que c'étaient les dieux qui leur parlaient dans leurs rêves, et ils cherchaient à découvrir leur signification cachée comme on cherche la solution d'une devinette. En Chine, il y a 4 000 ans, pour déchiffrer les rêves, on utilisait des os et des écailles de tortue !

MYSTÉRIEUX PRÉSAGES

Dans l'histoire des temps anciens, on connaît l'exemple d'un général qui avait fait arrêter une armée entière parce qu'il avait rêvé que la bataille serait perdue !

Pendant très longtemps, on a pensé que les rêves étaient des présages et qu'ils annonçaient des événements qui allaient arriver réellement. Aujourd'hui, on appelle ces rêves des rêves prémonitoires.

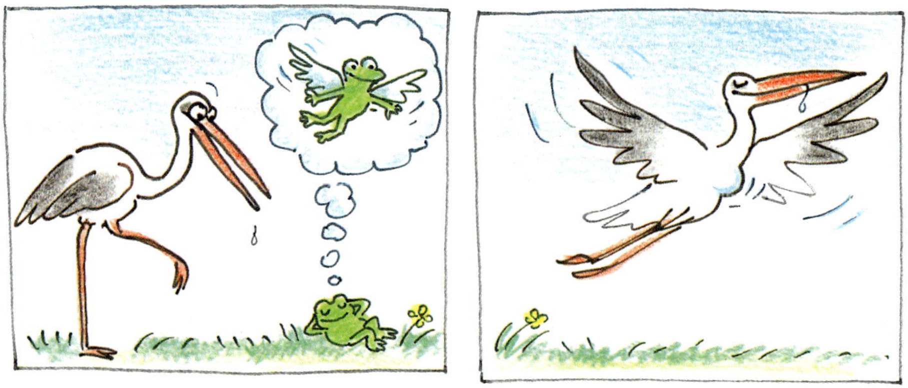

Par exemple, on rêve qu'on se casse une jambe et, le jour même, on se tord le pied, ou bien quelqu'un qu'on n'a pas vu depuis très longtemps apparaît dans notre rêve et, le lendemain, on le rencontre par hasard.

Certaines personnes croient encore aujourd'hui aux rêves prémonitoires et il est vrai qu'il y a parfois des coïncidences surprenantes entre le rêve et la réalité : rêver, c'est un des mystères de la vie.

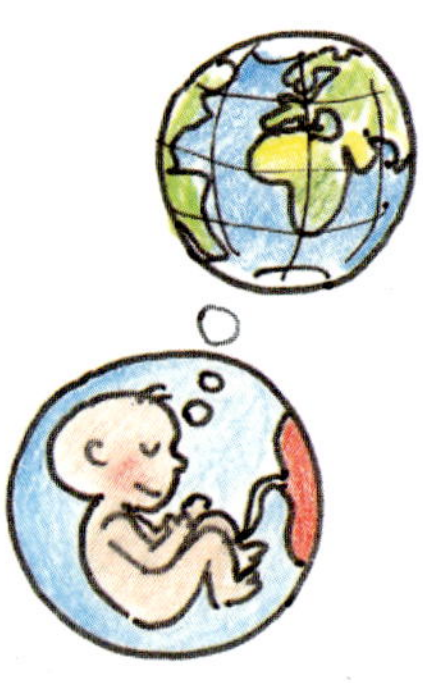

LES SAVANTS ET LES RÊVES

Grâce aux recherches des médecins et des savants, on sait de plus en plus de choses sur le rêve :
— les êtres humains rêvent déjà dans le ventre de leur mère ;
— tout le monde rêve, même les personnes qui disent qu'elles ne rêvent pas : en fait elles ne se souviennent d'aucun de leurs rêves ;
— nos rêves changent avec nous : ils ne sont pas les mêmes tout au long de notre vie ;

— les animaux rêvent aussi, surtout les mammifères. A quoi ? Personne ne le sait. Peut-être le chien rêve-t-il du chat, le chat de la souris et la souris d'une meule de gruyère ? Quel dommage qu'ils ne puissent pas nous en parler ! C'est là une des différences avec les êtres humains qui, eux, peuvent se raconter leurs rêves, et c'est si important !

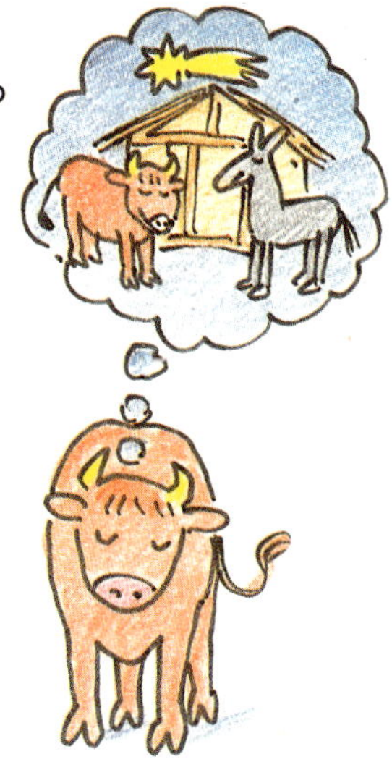

On ne sait pas encore très bien pourquoi notre cerveau nous fait rêver aussi régulièrement, mais il a sûrement ses raisons : c'est peut-être une façon pour lui de faire une place pour nos souvenirs et d'apprivoiser les événements nouveaux de notre vie.

L'INCONSCIENT

Au début du XXe siècle, Sigmund Freud, un médecin autrichien, a fait des découvertes très importantes : il a compris que les pensées cachées qui sont au cœur de chacun de nous et que nous ne connaissons pas nous-mêmes sont une force très active dans notre vie.

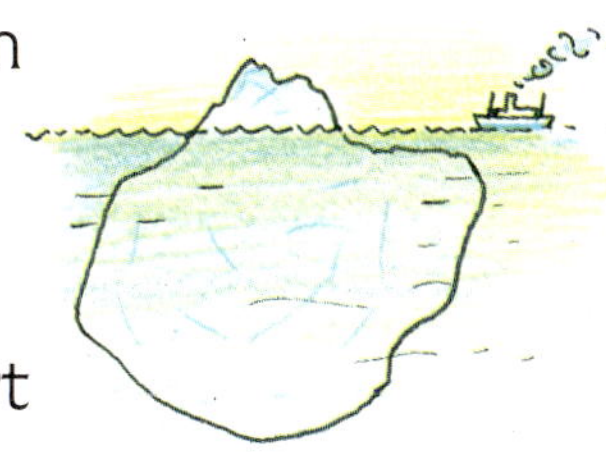

Elles sont comme la partie cachée d'un iceberg, celle que nous ne voyons pas et qui lui donne son équilibre. Cette part cachée de nous-mêmes s'appelle l'inconscient.

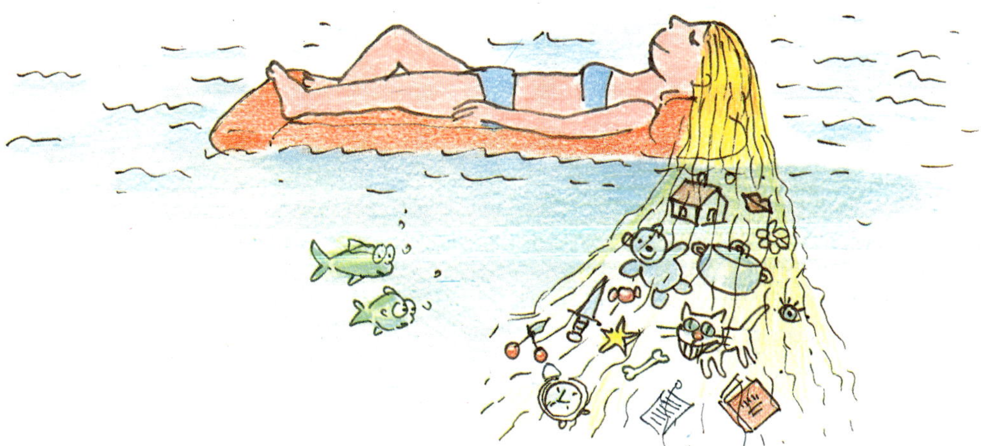

LE PAYS DES DÉSIRS LIBRES

L'inconscient est un univers très mystérieux. Freud et ses élèves, comme Jung par exemple, s'y sont beaucoup

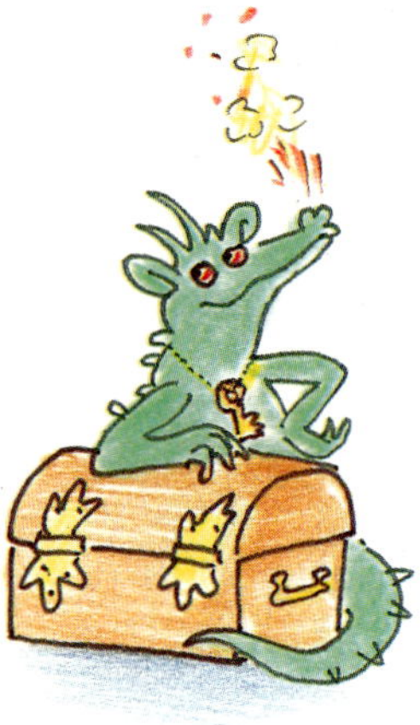

intéressés : ces explorateurs de l'inconscient s'appellent des psychanalystes. Voilà ce qu'ils ont découvert :
— l'inconscient garde tous nos souvenirs comme des trésors précieux, le plus ancien comme le plus nouveau, c'est pourquoi il a tous les âges à la fois ;
— l'inconscient est le pays des désirs libres : on peut y avoir des pensées qui nous sont impossibles ou interdites habituellement, par exemple de faire disparaître la petite sœur ou le petit frère qui vient de naître, même si en réalité on est bien content et qu'on l'aime beaucoup ;
— c'est aussi le pays des pensées mélangées : il est courant dans l'inconscient d'avoir envie à la fois de grandir et de rester petit, de se sentir faible et fort en même temps.

LE COURRIER DE L'INCONSCIENT

L'inconscient nous envoie des messages en permanence. On peut apprendre à reconnaître son influence sur nos actes de tous les jours, et en particulier sur nos rêves, ce qui explique qu'on peut rencontrer dans nos rêves des idées bizarres qu'on n'a jamais dans la journée et qui nous étonnent ou nous inquiètent, ou y retrouver des souvenirs venus de tous les âges.

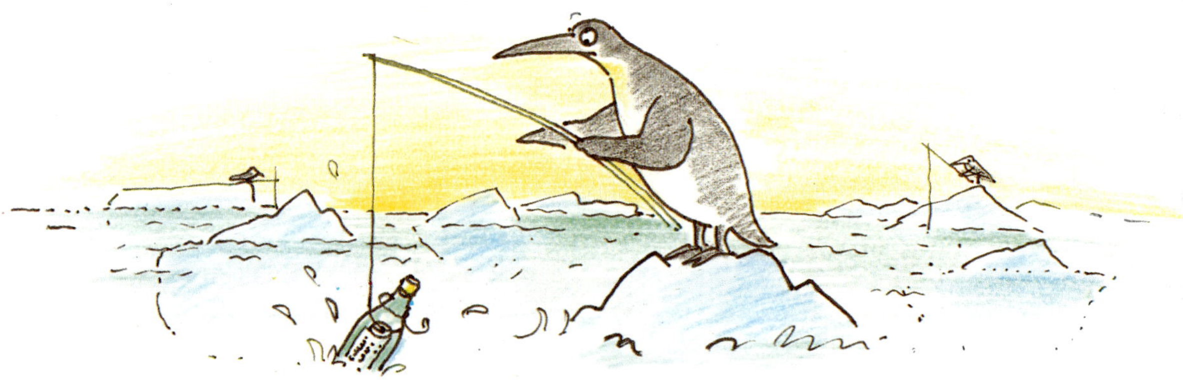

LE LANGAGE DES RÊVES

Les rêves sont des messages que le rêveur s'envoie à lui-même et dans lesquels il se donne des nouvelles de son pays secret. Ce sont des messages qui nous parviennent dans une drôle de langue : ils sont construits avec des images, un peu comme les rébus ou les hiéroglyphes (c'est l'écriture des Anciens Egyptiens).

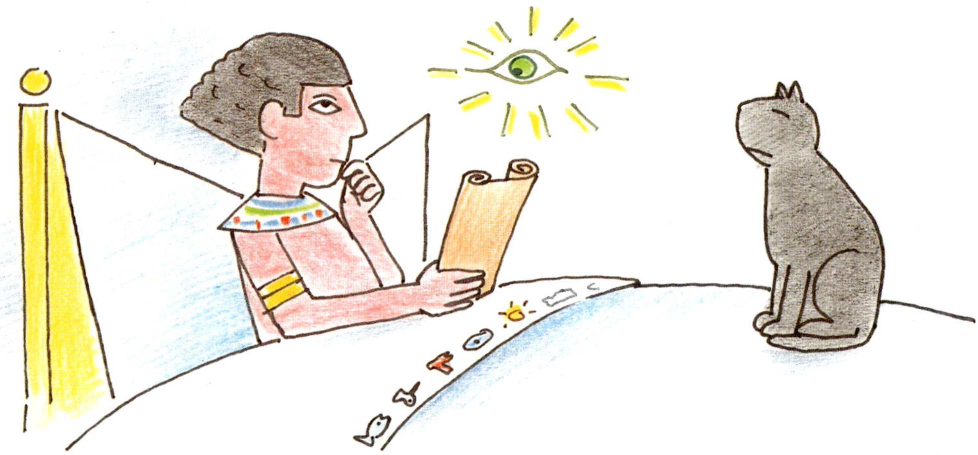

L'INCONSCIENT SE DÉGUISE

Les messages que transmettent les rêves ne sont pas toujours faciles à accepter : aussi se déguisent-ils.

Notre inconscient a mille et une manières de truquer dans nos rêves : il remplace une personne par une autre, il attire notre attention sur une chose, alors que c'est une autre qui est importante, il distribue des masques et des déguisements, il nous permet même d'être deux personnes à la fois, ou bien il fait revenir nos rêves plusieurs fois pour nous obliger à les entendre.

LES MONSTRES DES CAUCHEMARS

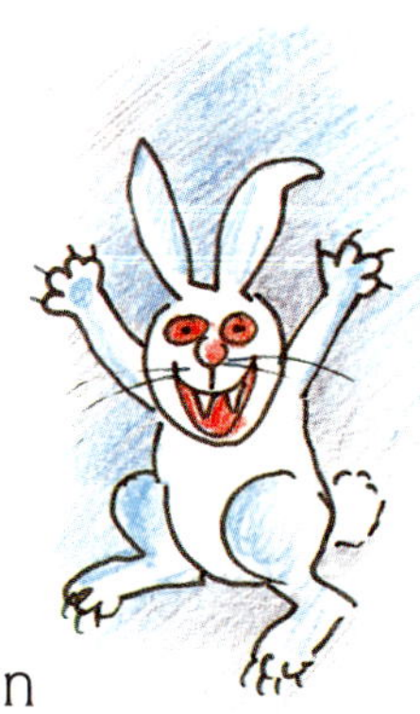

Malgré toutes ces précautions, il peut arriver que le message ne soit pas assez déguisé, il est trop désagréable, nous fait peur et nous nous réveillons brutalement : c'est un cauchemar.

Le cauchemar, c'est un mauvais rêve qui est souvent violent et qui nous réveille toujours : on est poursuivi par un monstre, on va être écrasé, on tombe dans un trou sans fond, ou bien on est séparé des gens qu'on aime.

DES GORILLES PLEINS D'ESPOIR

Mais même les cauchemars peuvent être porteurs de bonnes nouvelles. Ils sont parfois pleins d'espoir : le tigre ou le gorille qui nous a fait si peur pendant la nuit, c'est peut-être la force que nous sentons monter en nous pour faire face aux difficultés de chaque jour.

Rêver de la mort de quelqu'un, c'est peut-être rêver d'une nouvelle naissance. Si c'est la mort de quelqu'un qu'on aime, c'est peut-être qu'on désire que quelque chose dans notre vie change entre lui et nous. Si c'est notre propre mort, c'est peut-être que celui qui en nous aime jouer aux cubes est en train de faire place à celui qui aime jouer avec un ordinateur.

En fin de compte, les cauchemars sont peut-être tout un travail intérieur que nous faisons et qui nous prépare à réagir aux épreuves de la vie.

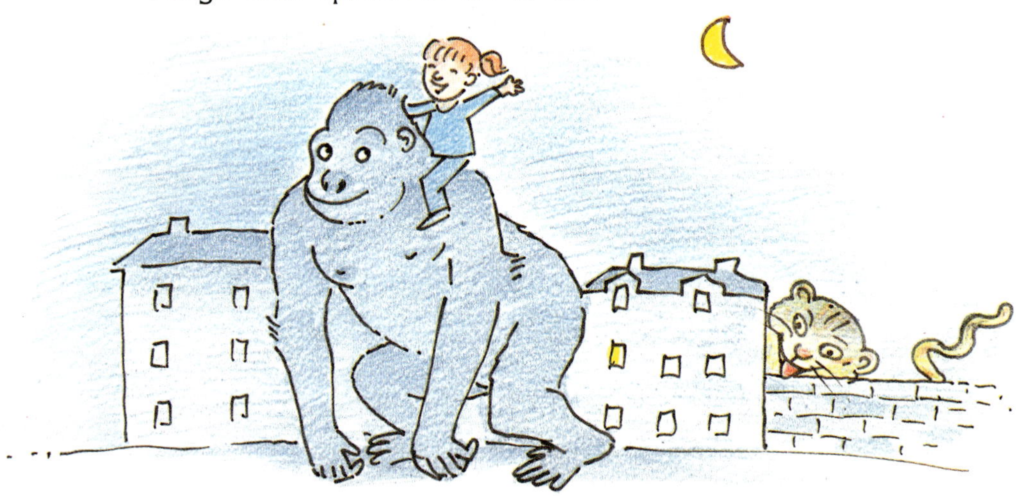

LES DÉTECTIVES DE L'INCONSCIENT

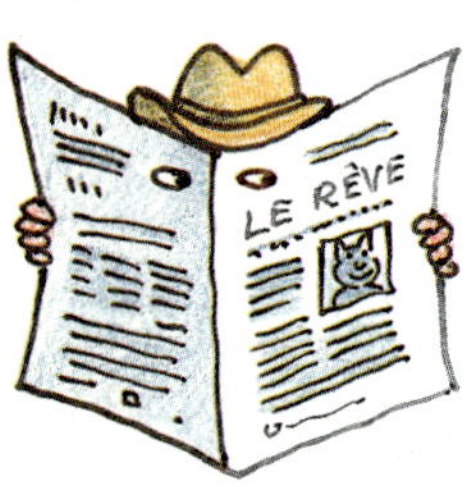

Comprendre ses rêves, c'est très amusant. Mais attention : un rêve ne peut pas se comprendre comme une histoire de tous les jours, et il faut être très prudent car les rêves n'ont jamais la même signification : des rêves qui se ressemblent peuvent dire des choses très différentes, cela dépend du moment, des étapes de la vie que l'on traverse et, bien sûr, cela dépend de chacun.

Si nos rêves nous inquiètent ou que nous nous sentons trop malheureux avec nous-mêmes et avec les autres, on peut aller consulter un psychothérapeute : son métier est de nous aider à voir clair en nous, à traduire, lorsque nous en avons besoin, les messages de notre inconscient et à déchiffrer les rébus de nos rêves pour que nous nous connaissions mieux.

LA RÉCOLTE DE LA NUIT

Tous les matins, on peut faire sa moisson de rêves de la nuit : dès l'éveil, on rassemble ses rêves alors qu'ils sont encore tout frais et qu'on peut les sentir en nous.

Et puis, si l'on en a envie, on les raconte aux personnes qui nous entourent, la famille, les amis : quel délicieux petit déjeuner lorsqu'il y a des rêves au menu !

Les rêves sont une grande richesse dans notre vie.

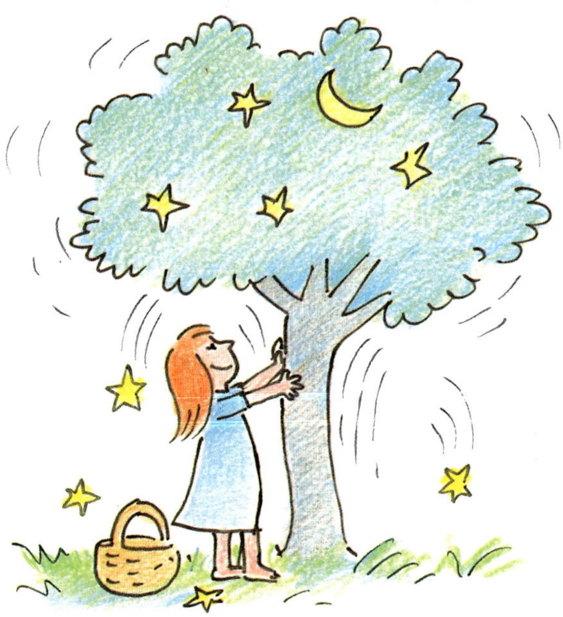

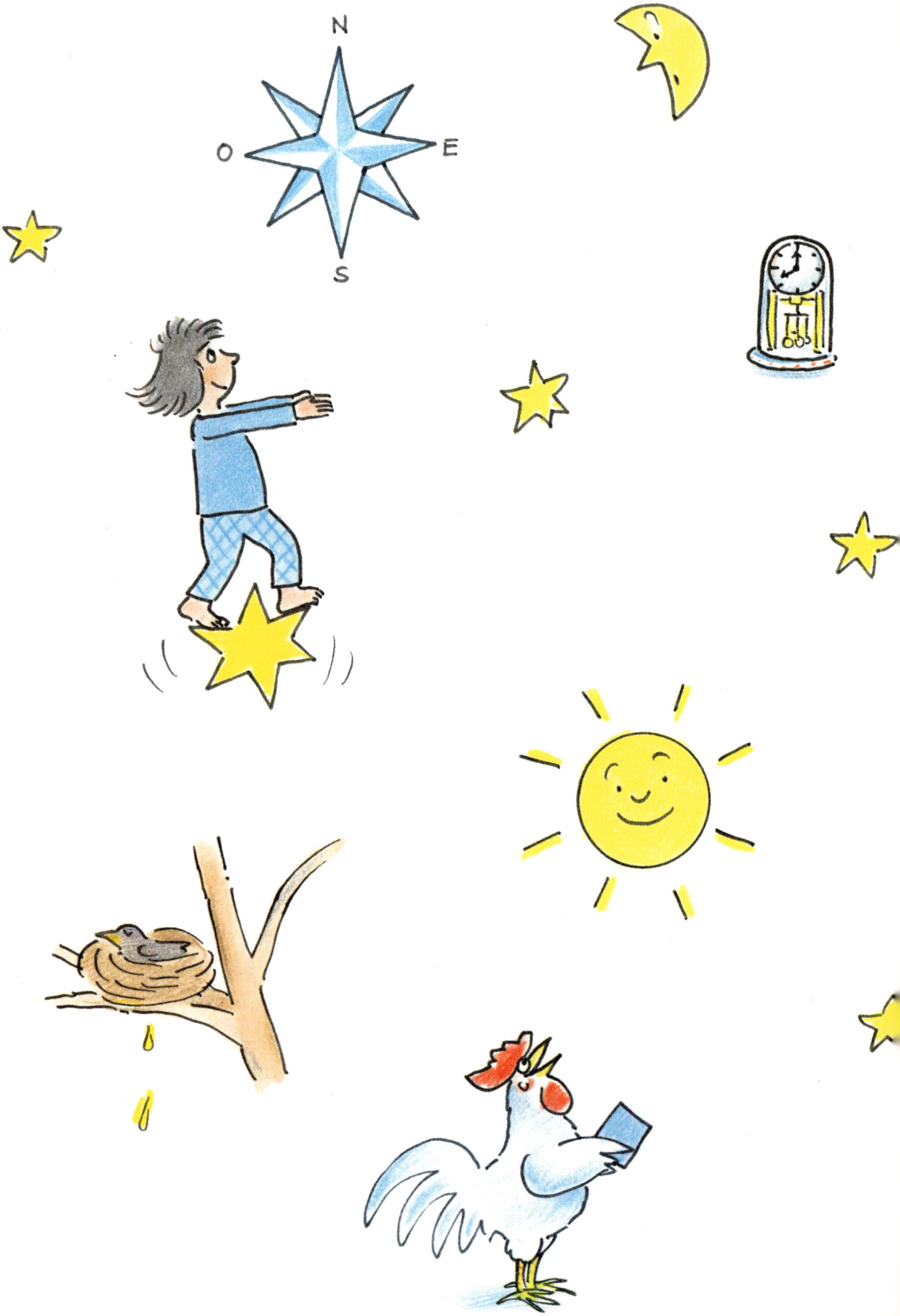
N
O
E
S

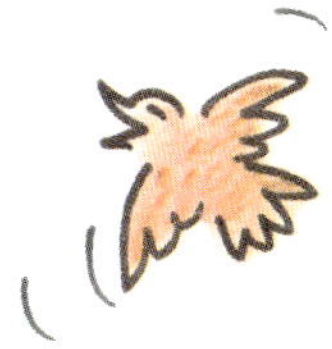

LES TACTIQUES DU SOMMEIL

C'est si précieux et capricieux parfois, le sommeil, qu'il suffit d'un cauchemar, d'une insomnie, d'un pipi au lit, pour passer une moins bonne nuit. Alors, pour éviter les ennuis de nuit, choisissez vos tactiques et préparez votre nid.

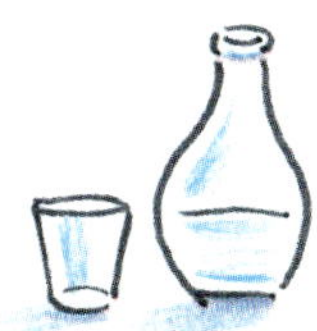

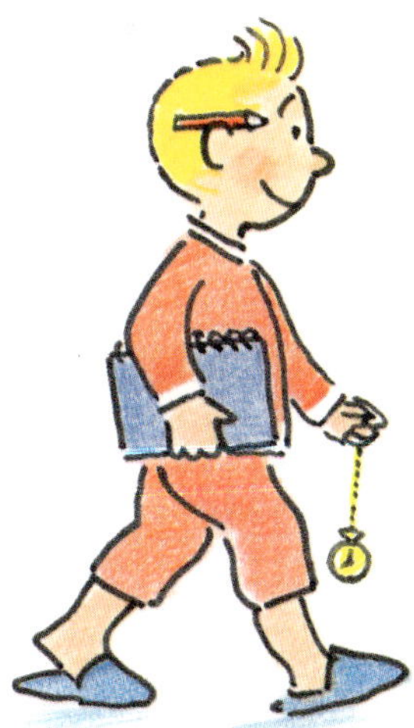

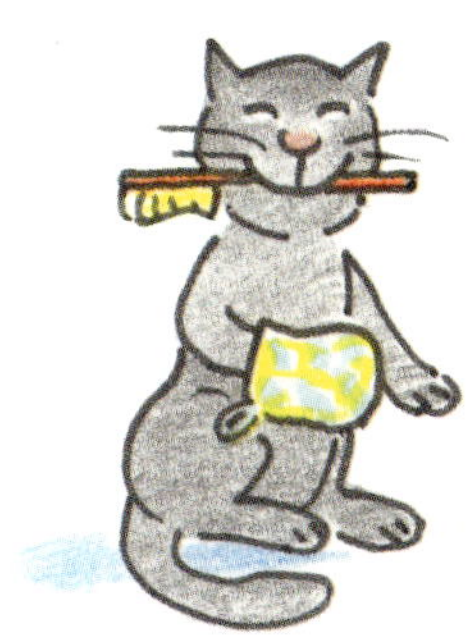

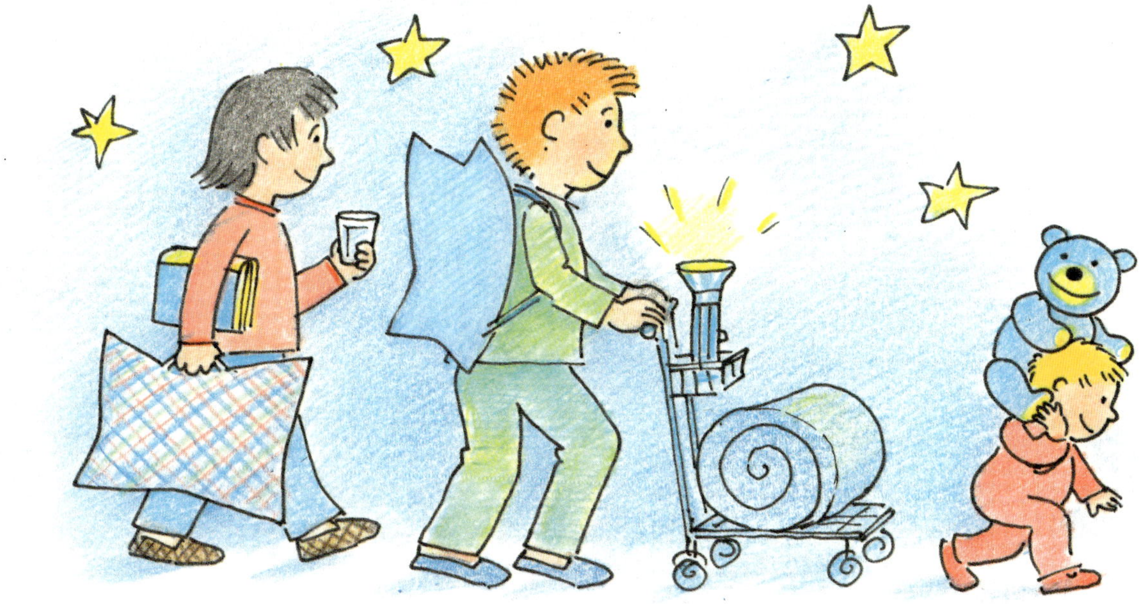

Un sommeil bien préparé

Bien voyager, c'est d'abord bien partir. Pour se donner toutes les chances de passer une bonne nuit, il faut avoir fait tous ses préparatifs à l'avance de façon à être tout à fait prêt pour l'arrivée du train-sommeil. Si l'on ratait le départ, il faudrait attendre le prochain passage, environ 2 heures plus tard.

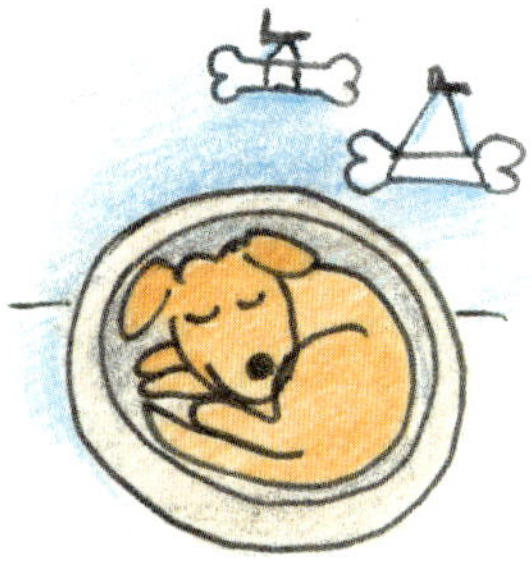

UN COIN À SOI

Préparer son sommeil, c'est commencer à installer l'endroit où dormir : c'est important de s'y sentir bien. Quand on a une chambre à soi, on peut tout imaginer. Mais quand on est plusieurs à partager la même chambre, il faut essayer de garder un espace à soi tout seul : en s'isolant avec un paravent ou un rideau, en disposant un meuble ou une étagère pour ses affaires les plus précieuses, ou en fixant simplement au mur les images qu'on aime.

JEUX DE LUMIÈRE, SVP !

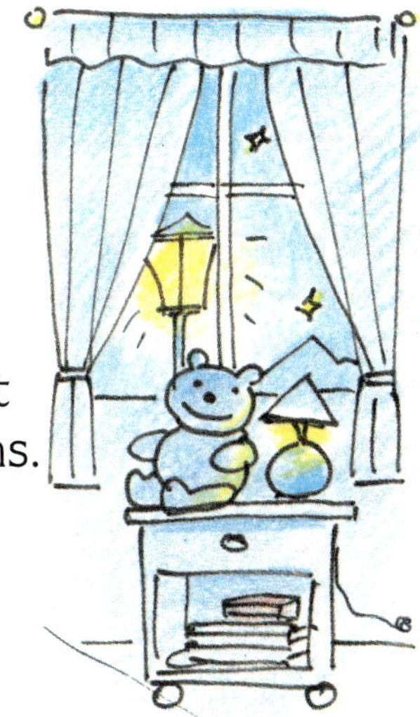

La nuit, c'est très important d'avoir la lumière à sa disposition : parfois on n'est pas tranquille à cause de l'obscurité, il n'y a pas à en avoir honte, on est parfois désorienté quand on ne peut pas voir ce qui nous entoure.

On peut très bien s'organiser : avoir une lampe de chevet facile à allumer et à éteindre, et n'éblouissant pas les voisins. Il y a aussi des veilleuses qui diffusent de la lumière, des prises électriques lumineuses et bien sûr des pendulettes à cadran lumineux. L'idéal, ce sont les lampes qui se transforment en veilleuses.

Pour se rassurer la nuit, on peut aussi laisser les volets entrouverts pour avoir la lumière de la rue, trouver une poupée ou un nounours pour vous accompagner pendant le voyage. Et, de toute façon, il ne faut pas oublier de faire marcher ses autres sens : il y a beaucoup de sensations à redécouvrir pendant la nuit !

NE PAS PERDRE LE NORD !

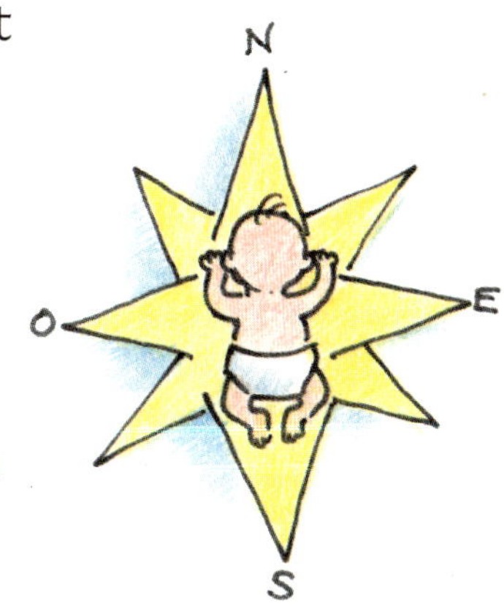

Si l'on met des bébés sur une grande couverture et qu'on les laisse s'installer pour dormir, on voit qu'instinctivement ils s'orientent avec la tête au nord.

On a remarqué que les meilleurs sommeils se prennent quand on a la tête orientée vers le nord, nord-est.

Lorsque c'est possible, on peut faire comme l'écrivain anglais Charles Dickens : il était bien connu des hôteliers anglais car, lorsqu'il était en voyage et devait dormir à l'hôtel, il sortait sa boussole et se mettait à déménager sa chambre jusqu'à ce que son lit se trouve avec la tête au nord !

COMME ON FAIT SON LIT, ON SE COUCHE

Le confort est indispensable pour bien dormir et le premier des conforts, c'est de soigner son lit.

Dans nos pays, la plupart du temps, on dort dans un lit

qui est fait d'un sommier, d'un matelas, d'un oreiller ou d'un traversin : tout cela est plus ou moins dur, plus ou moins mou, cela dépend des goûts.

Attention : on dort mieux dans un lit bien fait. Il est recommandé de le faire soi-même.

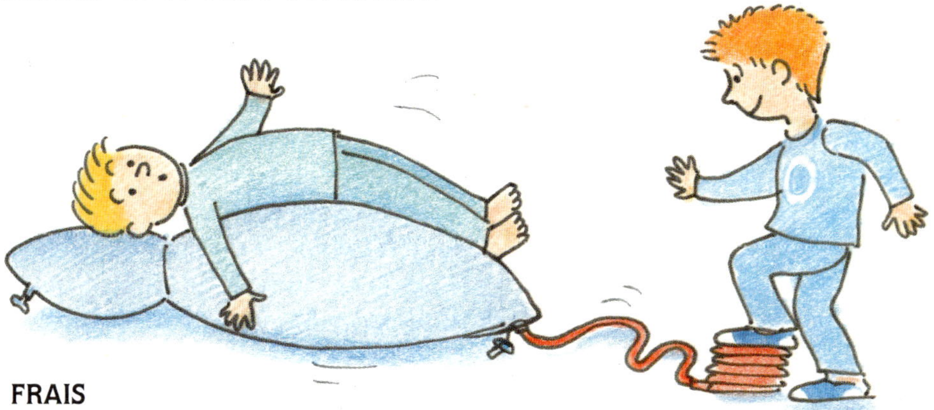

DRAPS FRAIS

Il est important de veiller soi-même à avoir un lit toujours frais et de savoir changer ses draps quand ils ne sont plus assez propres. La nuit, le corps fonctionne pendant que nous dormons ; nous salivons, nous transpirons : les rêves donnent chaud ! Et à partir d'un certain âge, à la puberté, les garçons et les filles peuvent tacher leurs draps : les filles, lors de leur période de règles, une fois par mois, et les garçons qui peuvent perdre par le pénis une substance qui n'est pas de l'urine, mais du sperme. C'est tout à fait normal, il n'y a pas à en avoir honte, c'est la preuve là encore qu'on grandit.

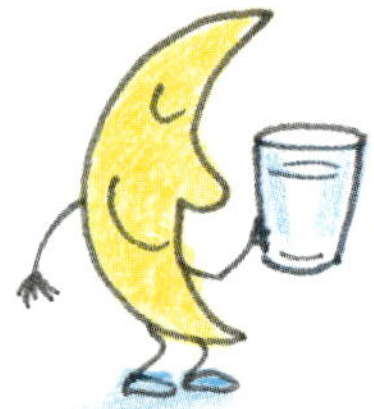

SE PRÉPARER DE LA TÊTE AUX PIEDS

Le repas du soir a une influence sur le sommeil. Goulus, gourmands, attention : il vaut mieux ne plus rien manger après 8 h 30 le soir, et terminer son repas par un verre de lait ou un laitage : le calcium aide à dormir.

Toilette

Le bain ou la douche : à prendre le matin ou le soir, selon les goûts et les embouteillages dans la salle de bain ! Mais on dit qu'un bon bain chaud calme et prépare bien au sommeil.

Indispensable, la toilette de chat : mains, visage et pieds.

Se brosser les dents avant de dormir, les débarrasser de tous les débris alimentaires et des sucreries qui pourraient les gâter pendant la nuit.

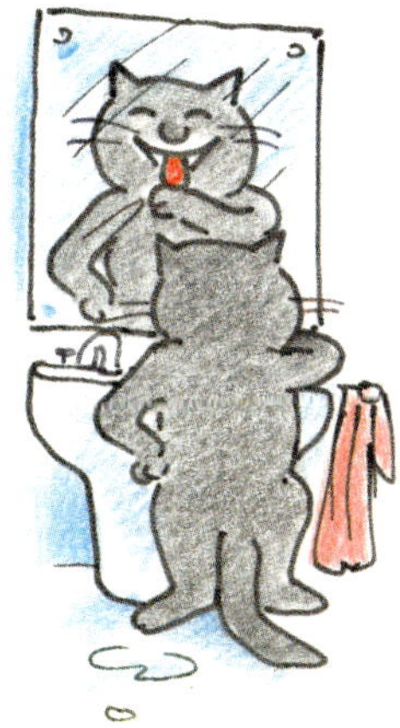

Attention de ne pas attendre d'être à moitié endormi pour se laver : rien de mieux pour vous réveiller complètement et vous faire rater le train-sommeil.

Un petit tour aux toilettes : une bonne habitude qui évite bien des levers nocturnes.

L'habillement

D'abord préparer ses habits pour le lendemain, ce qui fera gagner du temps, surtout si le cartable est fin prêt, avec le strict nécessaire : éviter les poids lourds !

Chemise de nuit ou pyjama, chacun peut choisir ce qui lui plaît. Ceux qui se découvrent la nuit peuvent mettre un pyjama plus chaud, mais attention ! dans les appartements modernes, il fait souvent très chaud et très sec : mettre des coupelles d'eau sur les radiateurs pour l'humidité.

Les pensées

Une fois dans le lit, on peut s'amuser à s'endormir : par exemple, à se faire très lourd ou bien léger, léger comme une plume, cela aide à se détendre.

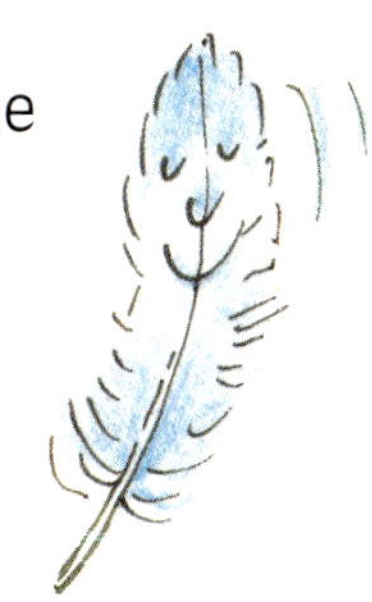

Attention aux soucis : ils peuvent, s'ils ne sont pas très graves, rester au pied du lit avec les pantoufles. On peut aussi s'exercer à faire le flou dans sa tête en se laissant porter par nos rêveries préférées.

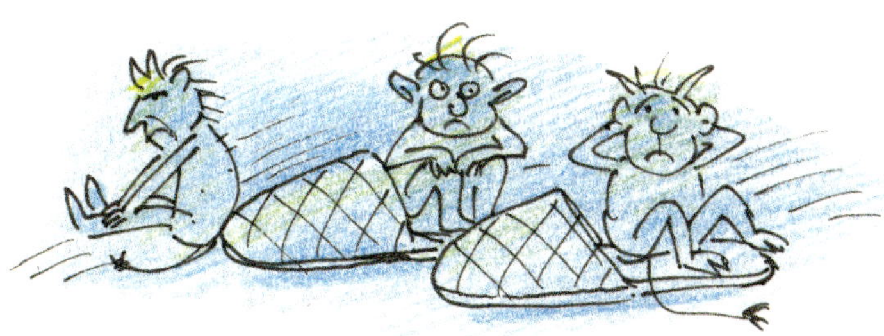

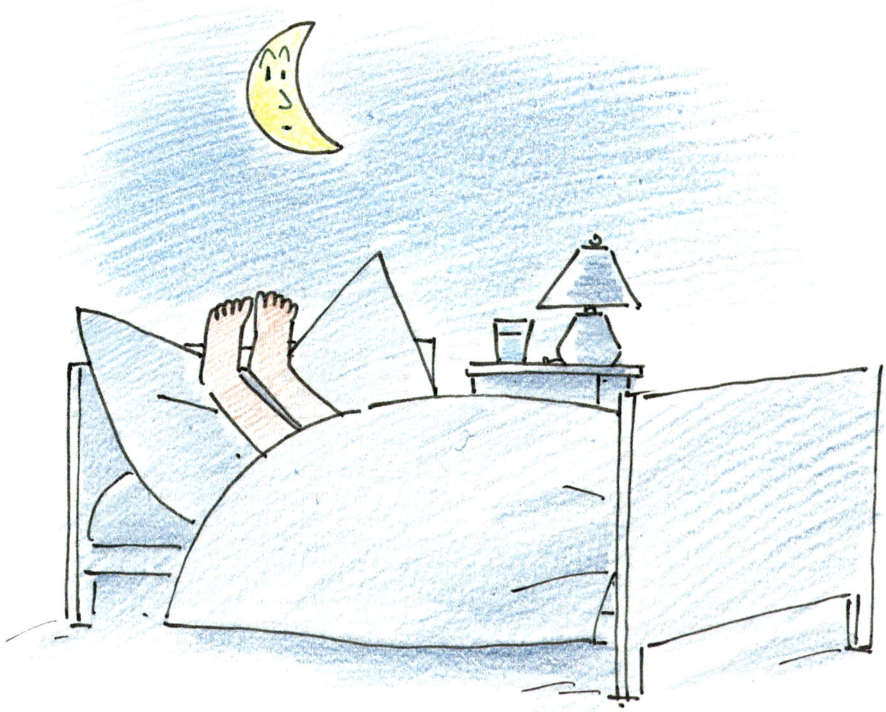

Les ennuis de nuit

Il peut y avoir des passages difficiles pendant notre voyage de nuit : cauchemars, terreurs nocturnes, somnambulisme, insomnies, pipi au lit. Dans certains cas, ils nous réveillent, dans d'autres, non.

CAUCHEMARS

Quand on est réveillé par un cauchemar, on est un peu perdu et il faut un moment pour se réhabituer à la réalité.

Pour s'y retrouver, le meilleur moyen, c'est de se servir de ses sens : écouter avec ses oreilles le bruit du frigidaire ou le tic-tac de la pendulette, retrouver avec ses narines l'odeur de la maison, vérifier avec ses mains que la poupée ou le nounours sont bien là, chercher avec ses yeux la lumière de la veilleuse ou de la rue derrière le volet.

Souvent le train-sommeil nous a attendus pour repartir et l'on se rendort sans problème une fois qu'on a fait le point et qu'on est rassuré.

COUCHER SON CAUCHEMAR SUR LE PAPIER

Quand les choses familières de la maison ne suffisent pas à nous rassurer, il vaut mieux se réveiller complètement, allumer sa lumière, se lever, aller faire pipi et essayer de transformer le cauchemar en autre chose en le dessinant ou en l'écrivant par exemple.

Et si le lendemain il nous tracasse encore, on peut le raconter à un adulte qui nous écoute et qui, lui aussi, a sûrement déjà rencontré des cauchemars qui lui ont fait très peur.

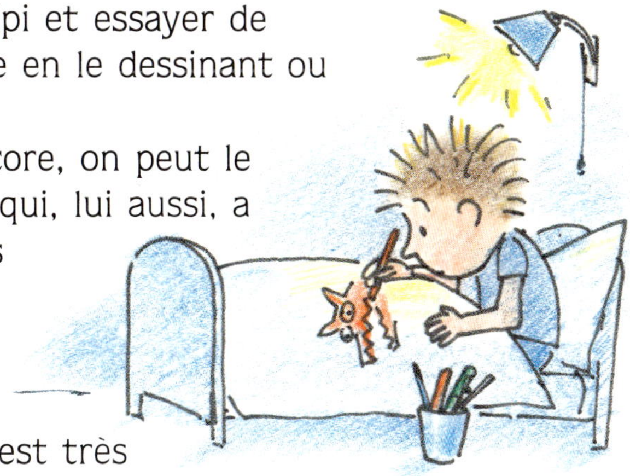

TERREURS NOCTURNES

On crie, on hurle, on a l'air terrifié : c'est très impressionnant pour ceux qui accourent, réveillés par nos cris. Et pourtant, on est toujours endormi !

Le lendemain, il n'en reste aucun souvenir, on a même l'impression d'avoir passé une bonne nuit : c'est une terreur nocturne.

Elle survient pendant notre sommeil lent profond, et c'est pour cela qu'on ne s'en souvient pas.

Demander aux adultes de ne pas nous réveiller quand cela nous arrive, mais de nous réinstaller dans notre position habituelle pour reprendre le voyage.

SOMNAMBULES FUNAMBULES

Somnambulisme : ce drôle de mot veut dire qu'on marche en dormant. Cela arrive lorsqu'on a commencé à rêver avant que le *locus caeruleus* n'ait coupé le contact entre notre cerveau et nos muscles.

Les somnambules font des choses bizarres : ils se lèvent pendant leur sommeil, se promènent dans la maison, et répondent de façon farfelue aux questions qu'on leur pose. Ou bien ils rêvent tout haut et parlent dans leur sommeil. La plupart du temps, ils viennent se recoucher dans leur lit, parfois la tête aux pieds !

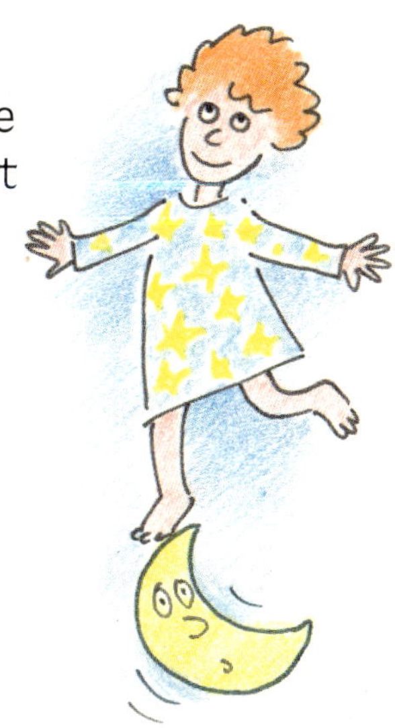

SOMNAMBULES : MODE D'EMPLOI

Si l'on se trouve devant un somnambule, surtout ne pas le réveiller car, malgré ses yeux grands ouverts, il dort profondément : éviter d'allumer la lumière mais lui donner des ordres brefs et le reconduire vers son lit où il va repartir paisiblement pour la suite de son voyage.

Etre somnambule n'est pas grave, cela ne devient préoccupant que si cela arrive trop souvent : d'abord changer l'orientation de son lit pour dormir la tête au nord et ne pas hésiter à en parler à son médecin.

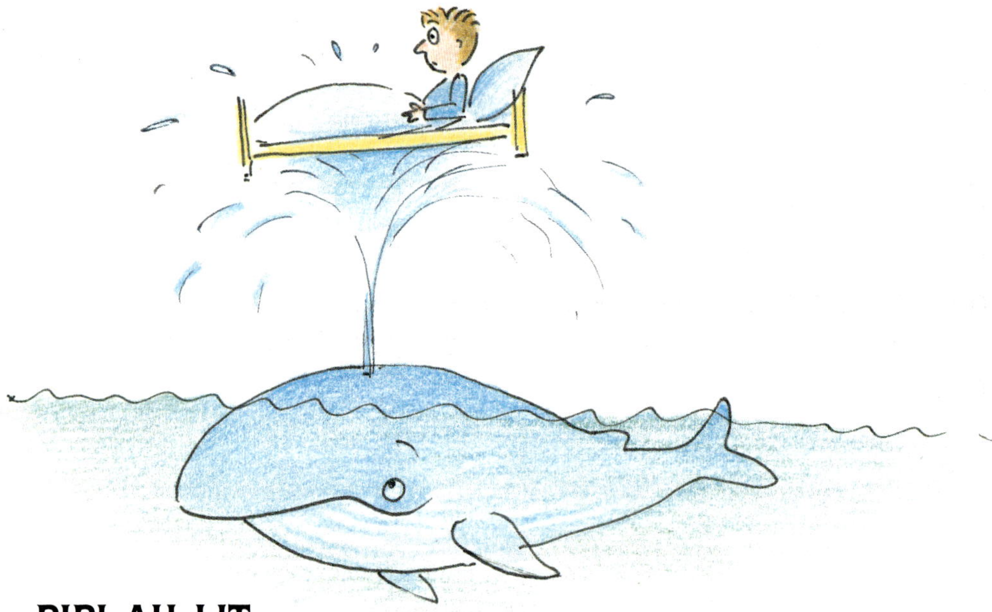

PIPI AU LIT

Tous les petits enfants font pipi dans leurs couches ou dans leurs culottes jusqu'à l'âge de 2 ans environ. A ce moment-là, ils deviennent naturellement propres de jour. La propreté de nuit suit avec quelques mois de décalage, un peu plus tard chez les garçons.

Quand cela ne se passe pas aussi simplement, et qu'après 4 ans on se réveille encore trop souvent dans un lit trempé, il n'y a pas à avoir honte. Il faut plutôt essayer de comprendre : il y a toujours quelque chose à comprendre dans une histoire de pipi au lit.

La nuit, c'est l'inconscient qui reprend le contrôle et fait revivre à tous les humains, même les adultes, leurs sentiments et leurs émotions de petit enfant. Chez les enfants qui ne sont pas si éloignés de leur passé de bébé, il est normal que leur corps se trompe un peu et se comporte comme le corps d'un plus petit.

L'ÂGE DU CŒUR

Si l'on n'a jamais cessé de faire pipi au lit alors qu'on est déjà propre le jour, c'est peut-être que, dans le secret de notre cœur, on est plus petit qu'on en a l'air. C'est un simple petit décalage qui peut s'arranger en quelques mois. Peut-être est-il arrivé quelque chose dans notre vie qui nous a retardés juste au moment où nous allions devenir propres : la naissance d'un petit frère ou d'une petite sœur, le départ ou la mort de quelqu'un qu'on aime, un déménagement, une rentrée à l'école ou un changement de garderie, on encore des conflits à la maison entre les adultes.

L'envie de rester petit, de ne pas grandir et de ne pas changer est une chose très fréquente.

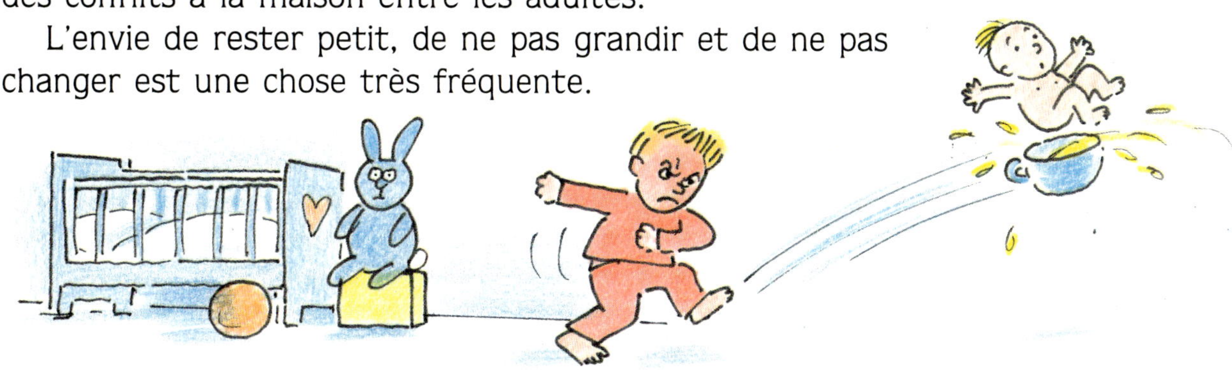

C'EST TOUJOURS MIEUX DE GRANDIR

Certains enfants ont des parents qui, sans le savoir, souhaitent que leurs enfants restent petits, ils les traitent comme s'ils étaient plus petits que leur âge. C'est plus difficile pour ces enfants-là.

Mais si, dans leur cœur, les enfants sont sûrs que c'est bien de devenir grands, les parents découvrent eux aussi, même si cela leur fait un peu de peine, qu'il y a bien des avantages à voir leurs enfants grandir et devenir autonomes.

RECHUTE

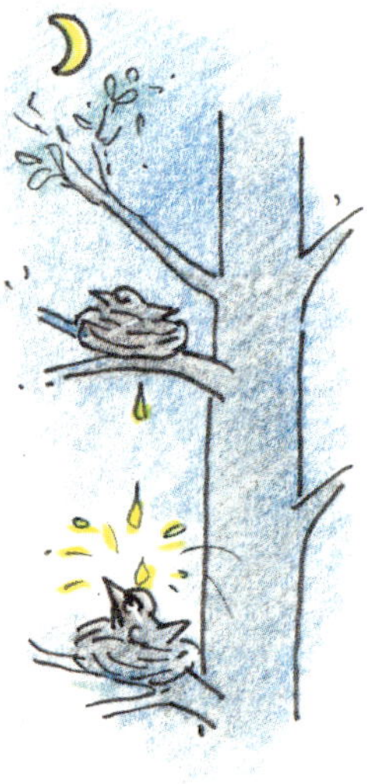

D'autres enfants qui étaient propres se remettent tout à coup à mouiller leur lit. Cela veut toujours dire quelque chose, c'est comme une question qu'ils posent à leur entourage et à eux-mêmes, grâce à ce corps qui se conduit de nouveau comme celui d'un petit enfant.

Souvent ce sont des questions sur l'amour, le sexe et les relations sexuelles qui les troublent sans qu'ils le sachent. Certains enfants pensent par exemple que c'est mal de jouer avec leur sexe, alors que tous les enfants le font à un moment ou à un autre. Pendant l'enfance, toutes les émotions fortes, le plaisir comme le déplaisir, s'accompagnent de sensations dans les organes génitaux (pénis et testicules chez le garçon, vulve et clitoris chez la fille). Dans ces régions se trouvent aussi les organes qui servent à éliminer les déchets, à vivre l'amour et à avoir des enfants. C'est bien compliqué, mais quand on grandit, tout s'éclaire et on s'aperçoit que l'amour, c'est bien plus que les relations sexuelles et les jeux avec le sexe.

PLAN ANTIMOUILLE

Quand on est vraiment décidé à s'en sortir, il faut mettre toutes les chances de son côté :

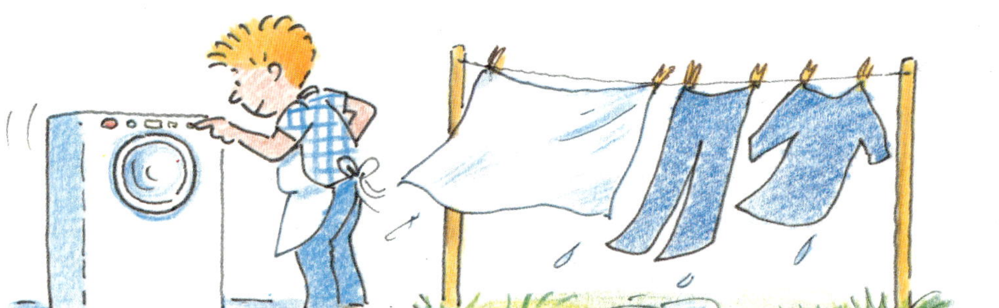

L'équipement

Ne plus mettre de couches, car elles nous donnent pendant le sommeil les mêmes sensations sur le corps que quand nous étions bébés. Prévoir un pyjama facile à retirer.

Mettre sous le drap une alaise : c'est un drap spécial, en matière imperméable, qui protège le matelas de toutes les sécrétions du corps. Il existe même des alaises filtrantes, en rhovyl, qui laissent toujours l'enfant au sec.

La blanchisserie

Ne plus accepter que quelqu'un change nos draps, car c'est une affaire personnelle et l'on peut avoir envie de n'en rien dire à personne : s'organiser avec des draps faciles à changer et à laver, les laver soi-même ou les mettre dans la machine à laver (avec l'accord de la famille).

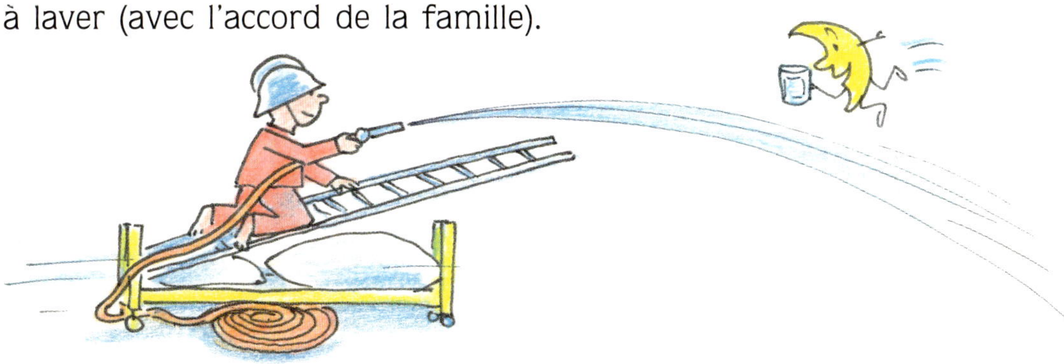

Des rêves de pompier

Mettre un verre d'eau sur la table de nuit : beaucoup d'énurétiques (c'est comme ça qu'on appelle les gens qui font pipi au lit) font des rêves de pompier. Pour noyer le feu des rêves, il faut du liquide : mieux vaut un petit verre d'eau qu'un grand pipi au lit !

Un carnet de bord

Tenir un carnet de bord pour noter nos succès, nos échecs et les circonstances particulières dans lesquelles ils se produisent. Demander à une grande personne de nous aider et commenter ensemble le carnet.

Pot de chambre

Si la chambre est à côté des toilettes, pas de problèmes pour y aller, même sans allumer la lumière : c'est amusant de s'y entraîner pendant la journée en y allant les yeux fermés !

Sinon, pourquoi pas utiliser un pot de chambre ? il n'y a pas de honte à cela, les adultes en utilisaient il n'y a pas si longtemps, quand les maisons étaient mal chauffées. Et l'on peut en trouver de très beaux chez les antiquaires !

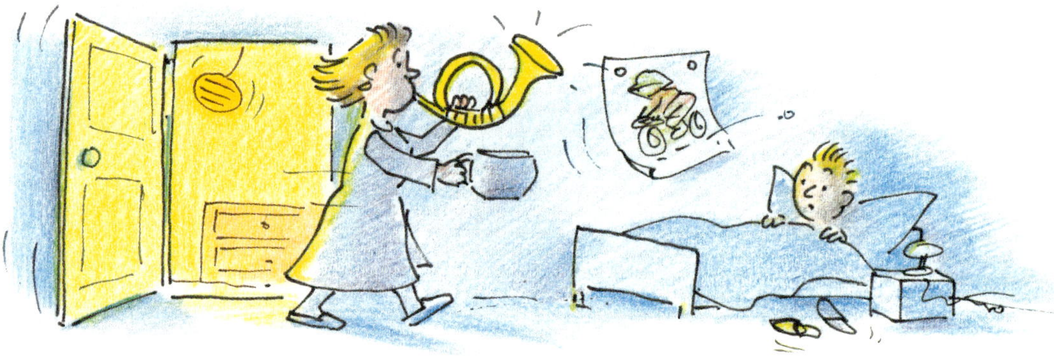

À NE PAS FAIRE

Se faire réveiller par les parents en pleine nuit pour aller faire pipi n'est pas une bonne solution, se priver de boire en fin de journée non plus, et utiliser un appareil qui vous envoie une petite décharge électrique dès la première goutte de pipi, encore moins !

UNE AIDE

Le problème est-il plus compliqué ? C'est le moment de demander de l'aide et d'en parler à cœur ouvert avec ceux en qui l'on a confiance, son médecin ou un psychothérapeute, par exemple, dont le métier est d'aider les enfants et leurs familles à comprendre leurs difficultés.

Là encore, le pipi au lit peut s'arrêter très vite si l'on est vraiment prêt à ne pas se laisser piéger par ce petit enfant qui reste en soi.

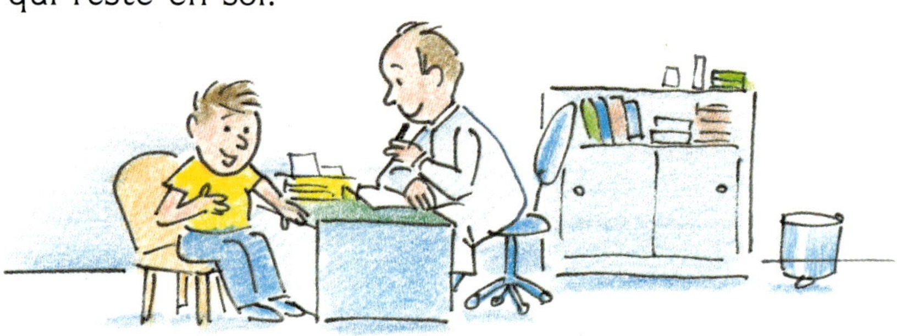

RONFLEMENTS

Lorsqu'on respire par la bouche, l'air fait vibrer le voile du palais, ce qui provoque les ronflements. Cela arrive surtout quand on est couché sur le dos, bouche ouverte. Les jeunes enfants qui sont fréquemment enrhumés sont souvent de fameux ronfleurs !

Que faire ? Il y a mille trucs :

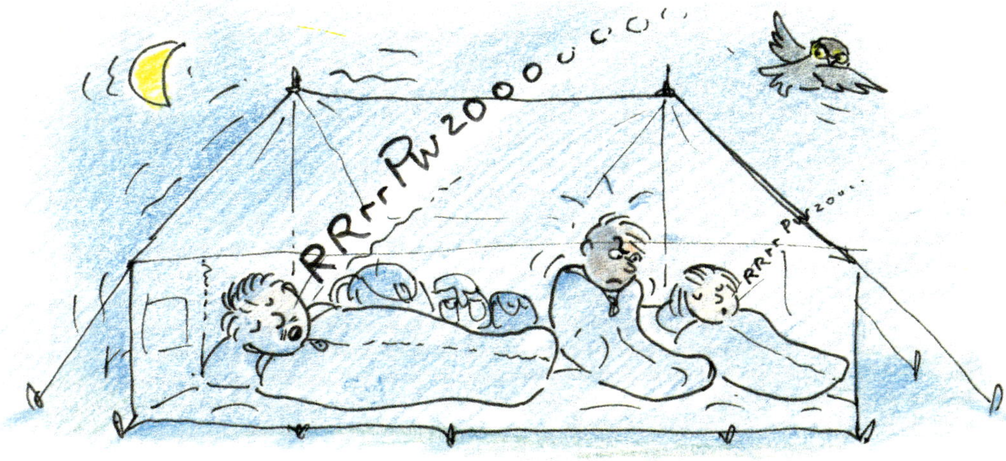

RRrrr Pwzoooo

— pour le ronfleur : retrouver l'usage de son nez en le faisant soigner s'il est bouché ;

— pour les victimes du ronfleur : siffler à côté de lui, le secouer dans son sommeil mais juste un peu pour ne pas le réveiller, ou s'habituer ou même jouer avec les ronflements, comme avec une musique, en rentrant dans leur rythme. Les voisins des ronfleurs peuvent se consoler : on ne ronfle jamais pendant le sommeil paradoxal, ce qui leur donne 20 minutes de calme toutes les 2 heures !

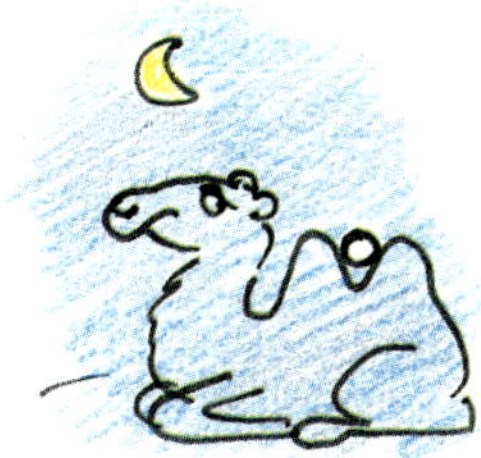

On s'aperçoit souvent que les ronflements sonores d'un papa qu'on adore sont entendus comme un délicieux ronron, alors que ceux du petit frère ou de la petite sœur nous énervent beaucoup plus !

On ronfle rarement quand on dort à plat ventre ; un truc : coudre une balle de ping-pong au dos de sa veste de pyjama.

ÉVEILS DE NUIT

Il arrive qu'on soit éveillé la nuit pour des raisons souvent très simples :
— l'envie de faire pipi,
— le fait d'avoir trop chaud ou trop froid,
— un cauchemar,
— l'influence de la pleine lune ?
— ou l'on termine une boucle de sommeil, c'est alors naturel de s'éveiller. Et c'est aussi naturel de se rendormir.

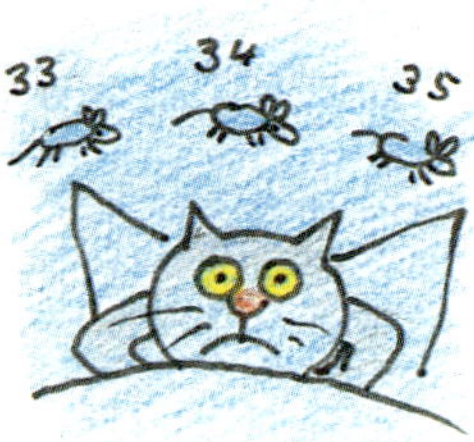

INSOMNIES

Il arrive aussi qu'on ne trouve pas le sommeil, il est impossible de s'endormir ou de se rendormir, alors on s'énerve et plus on s'énerve, moins on se repose ! C'est une insomnie.

LA NUIT LES IDÉES BRILLENT !

Une insomnie, une fois de temps en temps, ça peut être une bonne aubaine : c'est un moment idéal pour rêver éveillé, pour penser, lire ou faire des choses inhabituelles.

La nuit, on a souvent des idées brillantes, des idées qu'on n'aurait pas eues pendant la journée. Aussi les insomnies, quand on ne les craint pas, peuvent-elles être des amies : beaucoup d'œuvres d'art ou de découvertes scientifiques sont nées la nuit grâce à elles. Et l'on connaît l'exemple d'un grand professeur d'université qui tricotait pendant ses insomnies. Il pouvait ensuite offrir à ses amis des couvre-lits entièrement tricotés de nuit !

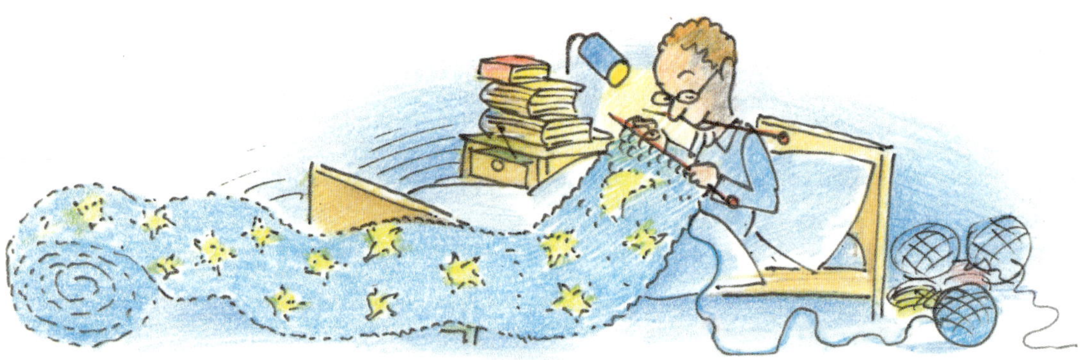

INSOMNIES DE SOUCIS

Si les insomnies sont fréquentes et qu'on est fatigué le lendemain, quelque chose nous tracasse peut-être : les raisons de ces insomnies sont à chercher dans la vie de jour.

La nuit, les soucis gonflent et paraissent toujours beaucoup plus effrayants. Aussi mieux vaut-il avoir l'esprit tranquille avant de s'endormir : apprendre ses leçons et préparer son cartable pour le lendemain, écrire sur un papier des choses qu'on a peur d'oublier.

Mais si l'on a vraiment un gros ennui, il vaut mieux en parler à quelqu'un avant d'aller se coucher.

Si cela se répète trop souvent et devient un vrai trouble, en parler à ses parents (mais attendre d'abord qu'ils soient éveillés !) et à son médecin. Utiliser du sirop pour dormir n'est jamais une bonne solution, sauf dans des cas très rares et exceptionnels.

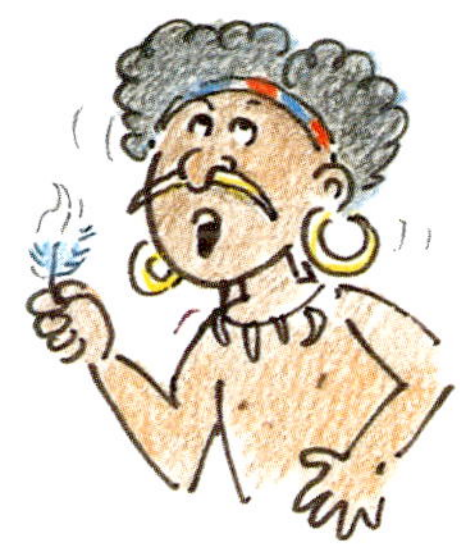

RECETTE DE PAPOUS

Les Papous se chatouillent l'intérieur du nez avec du duvet pour éternuer : il paraît que le sommeil arrive automatiquement au bout du 5e éternuement. Comme le bâillement, l'éternuement fait lever les yeux au ciel : ils ne sont plus en face des trous, le cerveau se repose.

TÉLÉVISION À SURVEILLER

La télévision se couche trop tard ! A cause d'elle, on peut très facilement rater le train-sommeil ou bien faire une provision d'images trop fortes et même bouleversantes qui peuvent devenir des cauchemars. A vous de choisir les émissions en fonction de vos horaires de sommeil et de votre sensibilité.

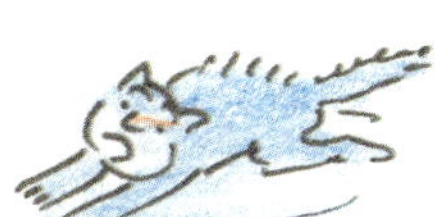

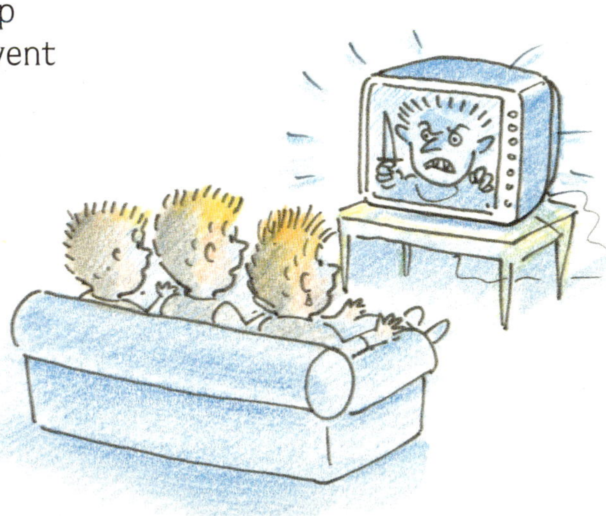

DÉLIT DE LIT

Quels que soient nos ennuis de nuit, la dernière des choses à faire est de les emporter dans le lit des parents. Même s'ils acceptent, ce n'est jamais une bonne idée d'aller dormir avec eux. La nuit, à chacun son lit, à chacun sa vie, mais cela n'interdit pas les câlins du matin.

VIE DE NUIT

On peut de toute façon aménager les haltes de nuit : avoir à portée de la main un verre d'eau pour la soif, une robe de chambre et des pantoufles pour l'excursion aux toilettes, une pendulette pour savoir l'heure, une veilleuse pour retrouver son chemin.

On peut rêvasser sans lumière, on peut aussi s'occuper : dessiner, lire, écrire ou jouer à des jeux tranquilles. Rien n'empêche d'avoir une petite lampe de poche qu'on utilise sous ses draps : l'important, c'est de rester sans parler et de ne pas déranger les autres. Attention : dès qu'on se sent somnolent, c'est signe que le train-sommeil repasse, on peut alors se rendormir ; surtout prenez vite le train en marche !

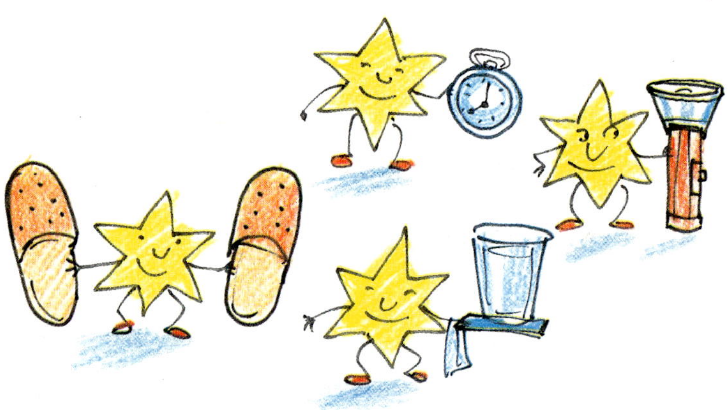

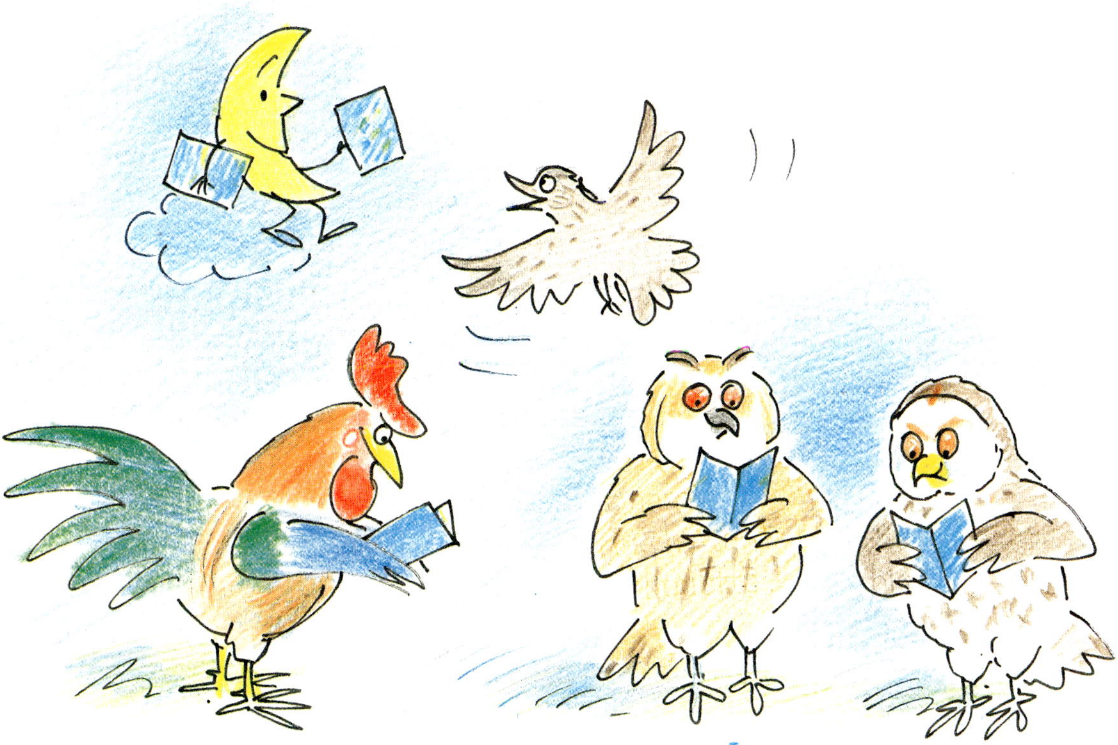

Carte d'identité du dormeur

Comment dormez-vous,
tranquille comme une bûche,
remuant comme une tornade,
bavard comme une pie,
ronfleur comme une toupie,
somnambule comme un funambule ?
Etes-vous couche-tôt ou couche-tard,
coq ou alouette, hibou ou chouette ?

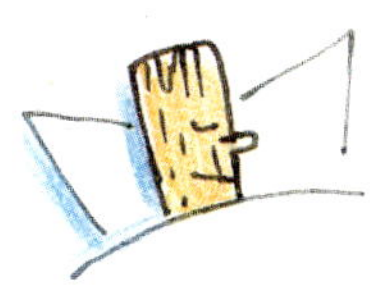

À CHACUN SON SOMMEIL

Comme la couleur de nos yeux, la longueur de nos pieds, ou la forme de notre nez, la nature de notre sommeil est déjà là quand nous naissons, inscrite dans notre programme génétique. Chaque dormeur a sa personnalité, l'un s'endort tôt, l'autre tard, l'un est gros dormeur, l'autre petit dormeur.

Chacun est comme il est, et l'important, pour bien dormir, comme pour bien marcher, c'est de connaître sa pointure et de la respecter. Napoléon dormait très peu la nuit. Einstein par contre avait besoin de ses 10 heures de sommeil. Edison, lui, dormait peu la nuit, 4 ou 5 heures, mais faisait beaucoup de pauses-repos dans la journée.

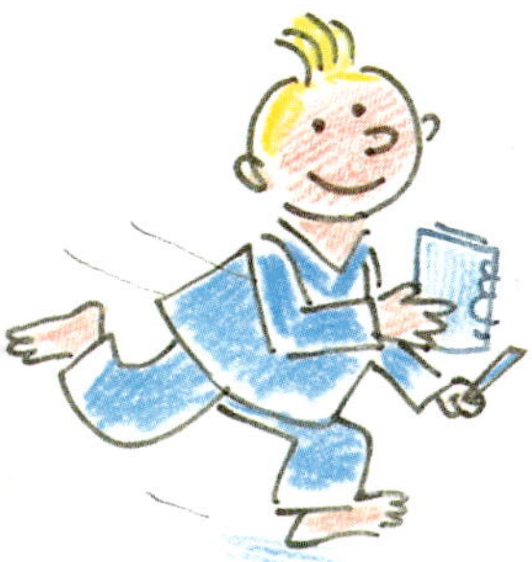

CONNAÎTRE SON SOMMEIL

Observer son propre sommeil n'est pas une mince affaire car, au moment où il faudrait ouvrir l'œil, on dort et parfois même à poings fermés. Alors que faire? ***Etre chercheur.***

C'est élémentaire de s'équiper en vrai ***reporter:*** crayon, carnet de bord, pendulette lumineuse, montre, chronomètre, boussole, magnétophone si l'on veut, et partir à la rencontre de son propre sommeil.

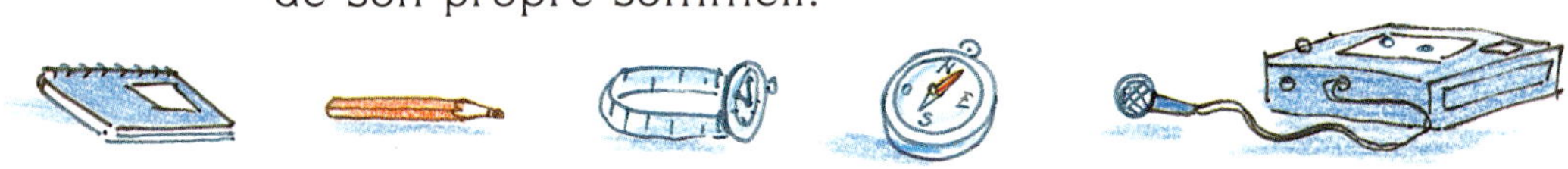

Pour le début de l'enquête, choisir un moment de l'année où l'on peut dormir en toute liberté pendant au moins une semaine, de jour comme de nuit.

Pendant cette période, plus question de réveille-matin, donner la consigne: ne pas déranger, et, si possible, dormir tête au nord. Pour ne pas perdre le nord, il faut savoir que le Soleil se lève à l'est et se couche à l'ouest. Surveillez-le!

ESPÈCES DE DORMEUR

À CHACUN SA BOUCLE

La longueur de la boucle de sommeil (ou cycle) appartient à chacun de nous comme la couleur de nos yeux. Il faut profiter d'une sieste de jour: s'allonger aux premiers signes de l'endormissement jusqu'au moment où l'on va s'éveiller très naturellement et en forme.

Pour avoir la mesure de notre cycle, on note l'heure de départ et celle de l'arrivée: un cycle de sommeil peut varier de 1 heure 30 à 2 heures environ.

À CHACUN SA POINTURE

Pour déterminer sa durée de nuit, être attentif, le soir, à l'heure de l'endormissement, le moment où l'on n'a plus les yeux en face des trous. La noter sur un carnet et s'installer tout de suite pour dormir. Le lendemain matin, noter l'heure de l'éveil.

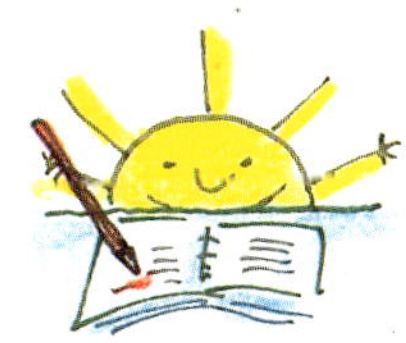

Il faut au moins une semaine d'observation pour tirer des conclusions valables et savoir à quelle espèce de dormeur on appartient.
— coq ou alouette : on s'endort tôt et l'on s'éveille tôt ;
— hibou ou chouette : on s'endort tard et l'on s'éveille tard.

Il y a des coqs et des alouettes gros dormeurs et des coqs et des alouettes petits dormeurs, des hiboux et des chouettes gros dormeurs, et des hiboux et des chouettes petits dormeurs. Mais il n'y a pas de règle absolue. Il faut dormir autant qu'on en a besoin ; ce besoin est toujours individuel et doit se répartir sur 24 heures. Se priver de sommeil, c'est aussi pénible que de marcher avec des chaussures trop petites ; vouloir trop dormir, c'est aussi inconfortable que de marcher avec des chaussures trop grandes.

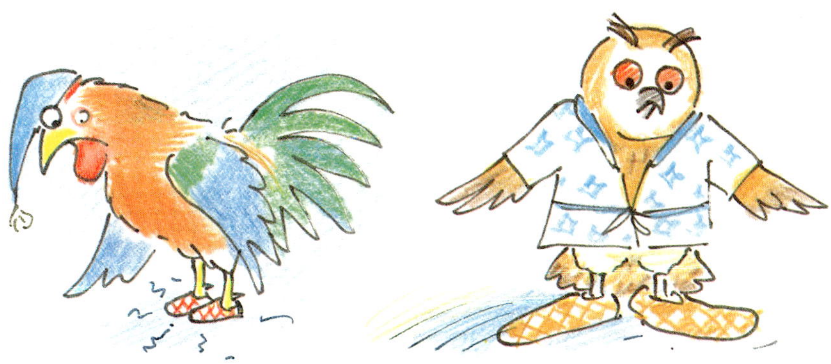

La grande priorité

Ce n'est pas toujours facile pour les coqs de participer à la vie des chouettes et vice versa : ça complique la vie des familles !

Parfois un coq voudrait imiter une chouette, ou la chouette emprunter les plumes du coq. Ce n'est pas possible : il faut s'accepter comme on est. Avez-vous vu un coquelicot qui s'empêche d'être rouge, un rossignol qui refuse de chanter, une tortue qui court comme un lièvre ou une grenouille qui veut se faire aussi grosse qu'un bœuf ? ***Imiter n'est jamais une bonne idée. La grande priorité, c'est de suivre sa nature.***

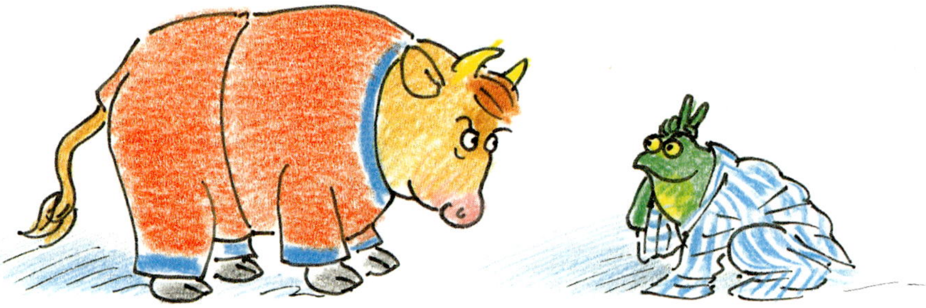

QUESTIONS À DOMICILE

C'est le moment de poser des questions aux frères et sœurs, aux parents et amis, leur demander ce qu'ils ont observé pendant notre sommeil, si l'on bouge, si l'on parle, si l'on ronfle, si l'on est somnambule. Le matin, regarder l'état de son lit pour se renseigner sur son sommeil. Un lit chamboulé dit sommeil agité, un lit peu défait dit sommeil paisible.

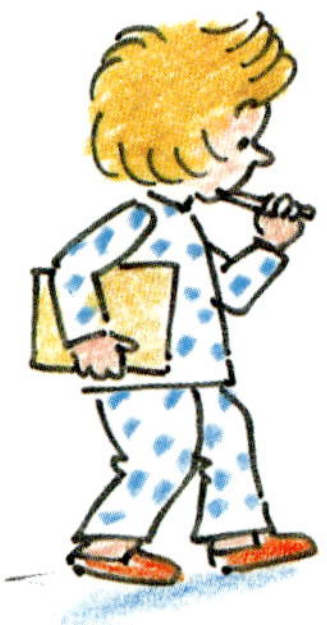

QUESTIONNAIRE PRIVÉ

A garder secret si l'on préfère.

— Quelle est votre position favorite pour vous endormir ? à plat ventre, sur le dos, en chien de fusil, le derrière en l'air, la figure couverte par le drap ou non ?

— Quelle est votre meilleure place ? solitaire ou à côté d'un frère ou d'une sœur ?

— Quel lit préférez-vous ? mou ou dur ? haut ou bas ? draps bien hauts ou pas ? oreiller ou non ?

— Dans quel costume dormez-vous le mieux l'été ? l'hiver ?
— Quand dormez-vous le mieux ?
- hiver ? printemps ? été ? automne ?
- à la nouvelle lune ou à la pleine lune ?
- chez vous ? chez des amis ? chez vos grands-parents ? en voyage ? à la belle étoile ? la tête au nord, nord-est ?

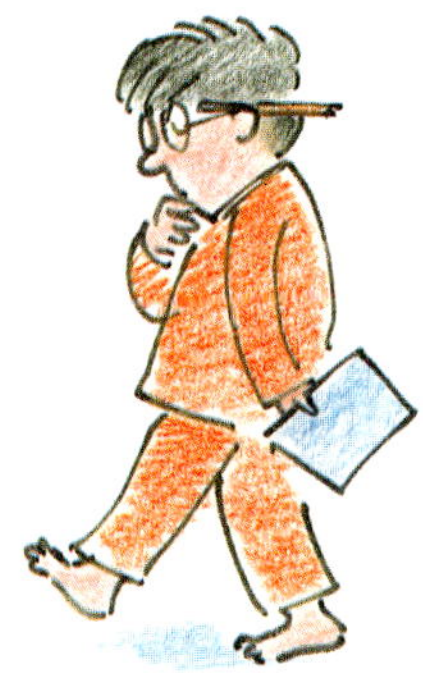

— Quels sont pour vous les meilleurs repères de la nuit ?
- le tic-tac de la pendulette, le cri de la chouette, le ronron du frigidaire ou quoi d'autre ?
- l'odeur de l'oreiller familier, le parfum de la maison ?
- la douceur du drap, de la couverture, d'une peluche ?

— Votre plus beau rêve ? Votre plus horrible cauchemar ?
— Comment vous éveillez-vous ?
- éveil grincheux, éveil joyeux ?
- idées claires ou tête brumeuse ?
- pied léger ou pied de plomb ?
- œil vif ou œil voilé ?

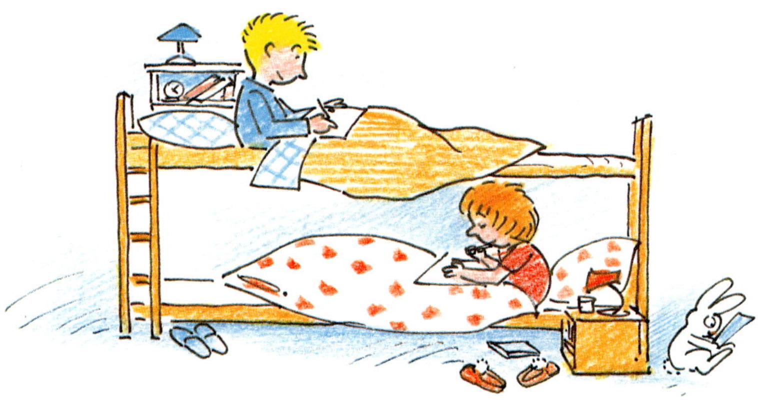

ENQUÊTE DE JOUR

Dans la journée, il suffit d'être attentif et de noter les moments où notre cerveau nous fait signe.

A-t-on besoin d'une pause d'une bouclette ou d'une sieste ? à quelle heure ?

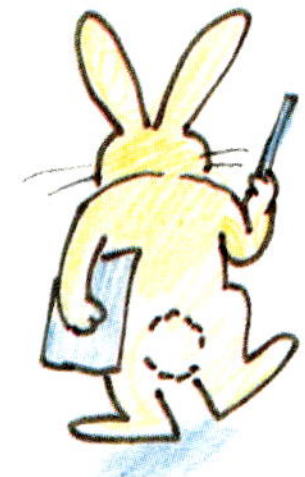

SOMMEIL À LA CARTE

Il arrive qu'un coq ou une alouette se couche tard, qu'un petit dormeur dorme trop, un gros dormeur pas assez,

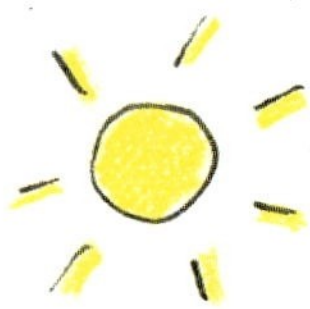

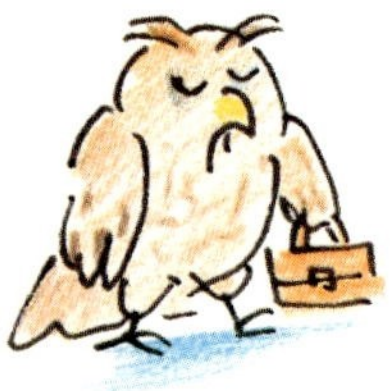

qu'une chouette ou un hibou soit réveillé à l'heure des coqs. C'est souvent à cause de l'emploi du temps, de l'horaire des transports, des rythmes des adultes ! Il est préférable, par exemple, de s'éveiller à la fin d'une boucle à 6 h du matin par exemple, pour se lever à 7 h et attendre une heure sans se rendormir plutôt que de repartir dans un nouveau cycle qu'il faudra interrompre.

Cette heure-là, on peut la vivre agréablement, préparer un bon petit déjeuner, s'occuper calmement, penser à la journée qui commence.

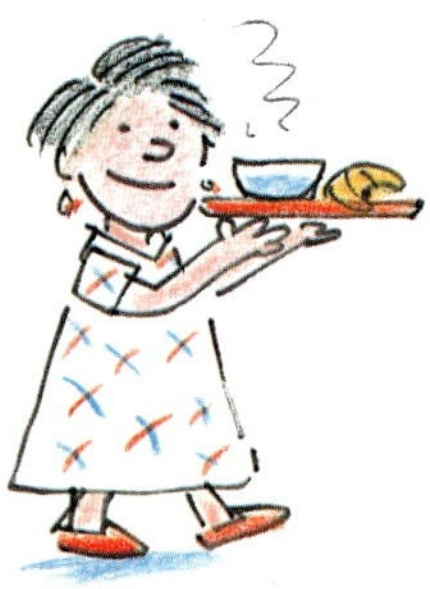

Pendant la journée, s'arranger pour rétablir l'équilibre avec toute la panoplie de bouclettes, de boucles dont on dispose pendant la journée.

Par exemple, prendre une pause le matin détend et repose les lève-tôt. S'offrir une bouclette le soir avant l'arrivée des parents peut vous remettre en forme pour le dîner.

A vous de jouer !

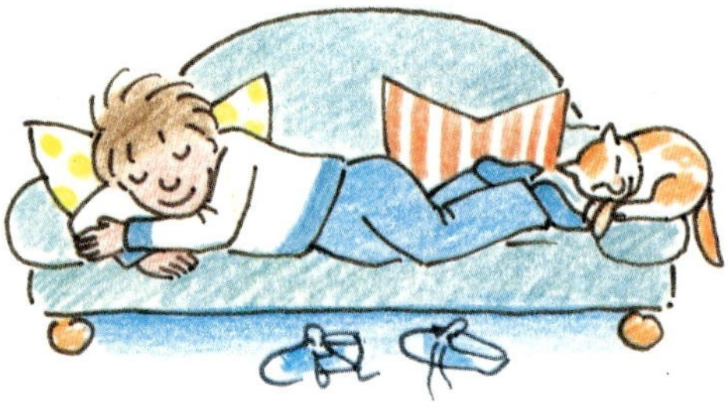

FAÇONS DE DIRE

S'allonger, sans se déshabiller, pour prendre du repos, pour une coupure ou une sieste,

ce n'est pas la même chose que se coucher : on se déshabille pour se glisser dans son lit ;

ce n'est pas la même chose qu'accoucher : c'est le moment où le bébé vient au monde ;

ce n'est pas la même chose que faire la coupure : on fait la coupure assis sur une chaise, les yeux fermés, la tête appuyée sur une table.

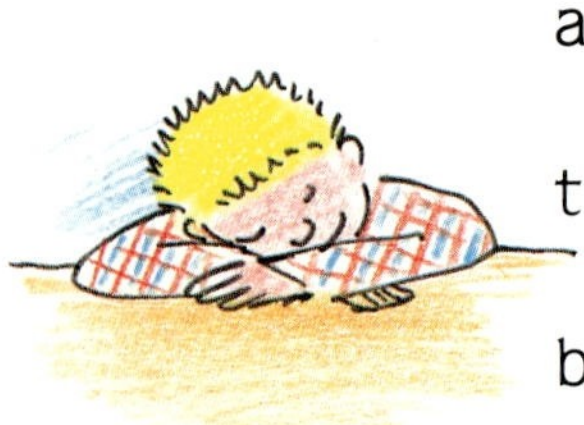

Etre fatigué, quand on a dépassé sa mesure, quand on a trop travaillé, trop marché, trop joué, quand on est malade,

ce n'est pas la même chose qu'avoir sommeil, qui est un besoin très naturel.

LES TACTIQUES DU SOMMEIL

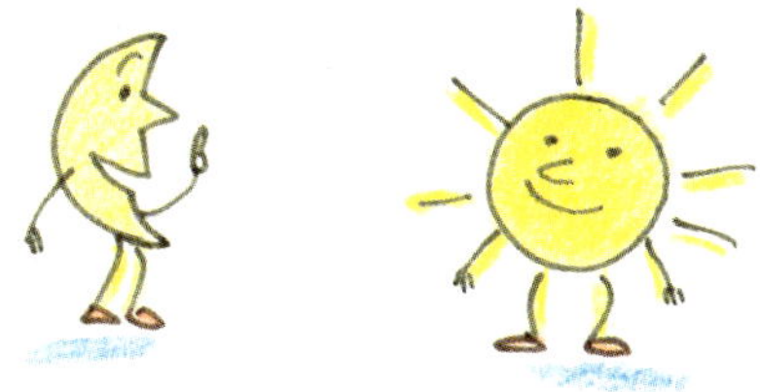

Le sommeil de nuit se prépare le jour. Relaxe-toi.

Dès que tu bâilles, prépare-toi au sommeil. C'est ton heure cérébrale (départ du train-sommeil) qui passe.

Coq/alouette ou hibou/chouette, suis ton rythme et respecte-le.

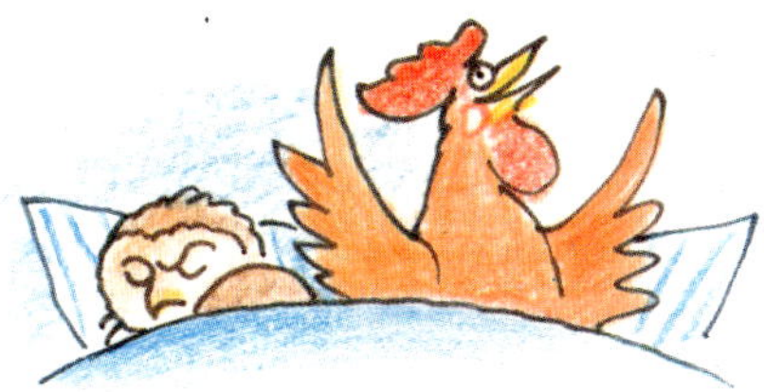

Un couche-tôt est un lève-tôt.

Un couche-tard est un lève-tard.

Le meilleur sommeil est celui d'avant minuit.

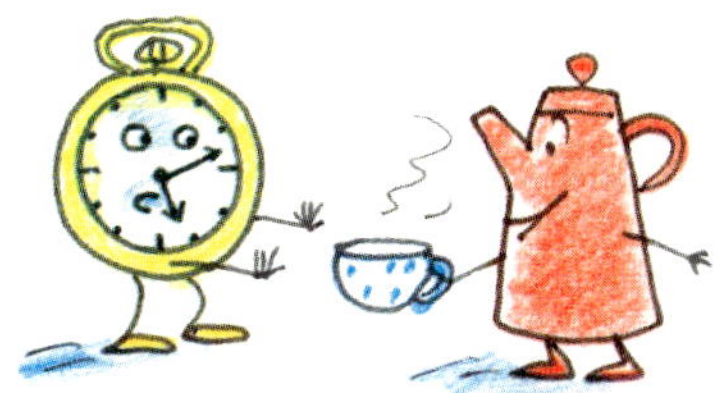

Refuse les excitants : café ou thé, même avec du lait, après 17 heures.

Pense à faire une bouclette, quand tu en éprouves le besoin.

Respecte le sommeil des autres, tu respectes la vie.

Réapprivoise ton sommeil et retrouve l'harmonie.

Apprends à conduire ton sommeil et aussi ton éveil, cela fait partie de l'éducation.

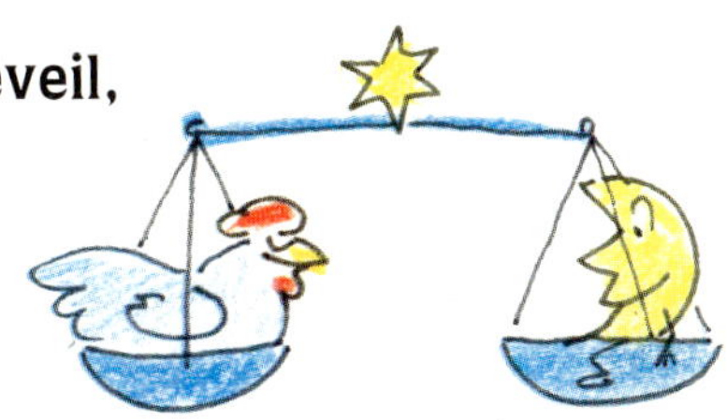

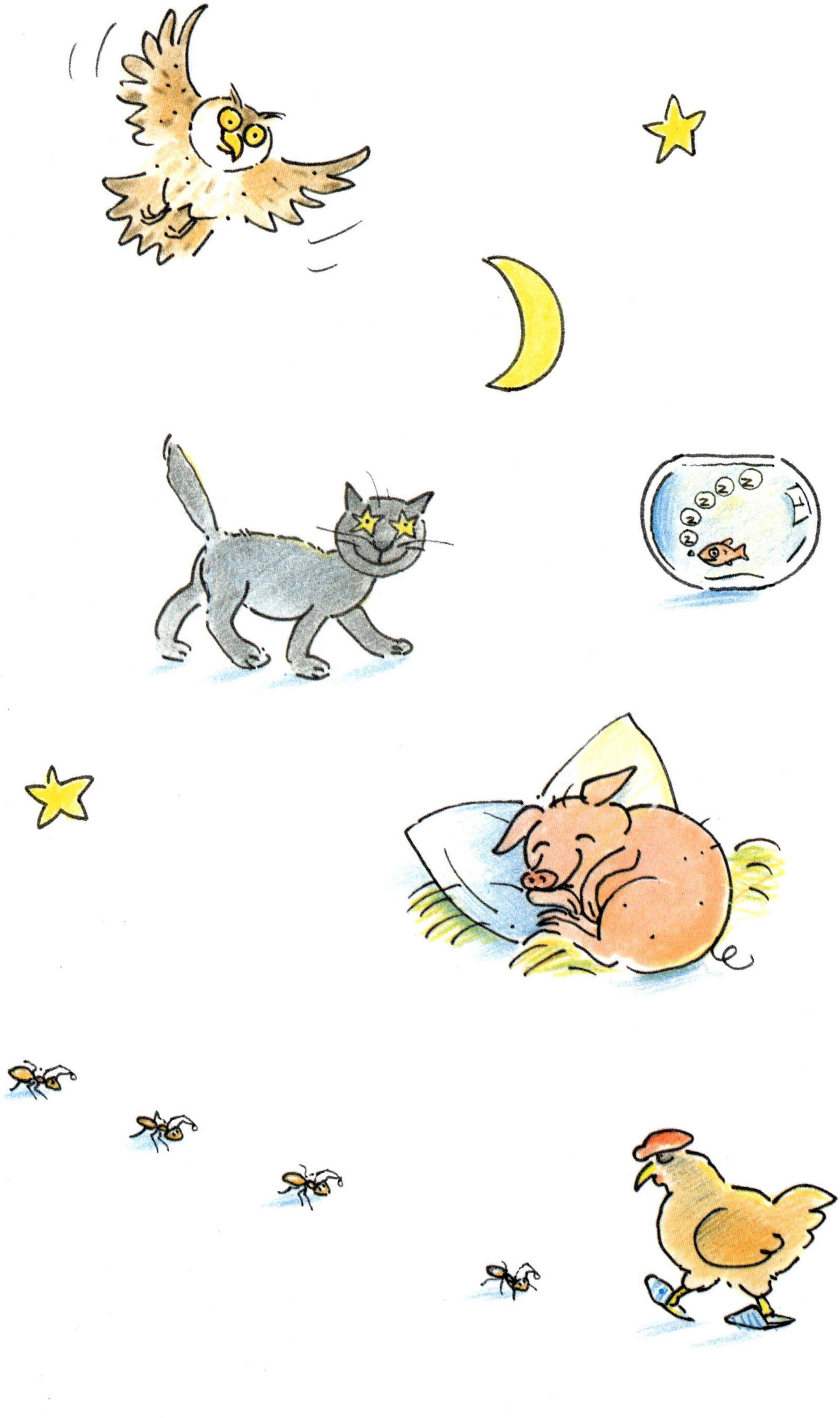

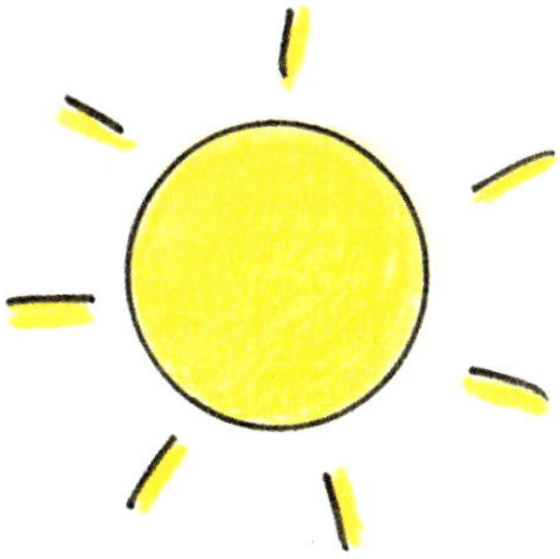

LE SOMMEIL DES ANIMAUX

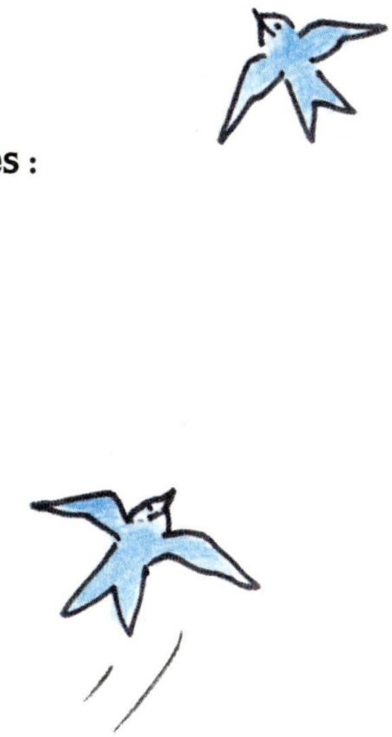

Les animaux de notre planète Terre sont bien départagés :
il y en a pour qui, le soir, c'est le moment rêvé
pour tomber de sommeil,
il y en a au contraire
qui se réveillent le soir et s'endorment le matin,
et il y en a qui
ne se préoccupent ni du jour ni de la nuit.

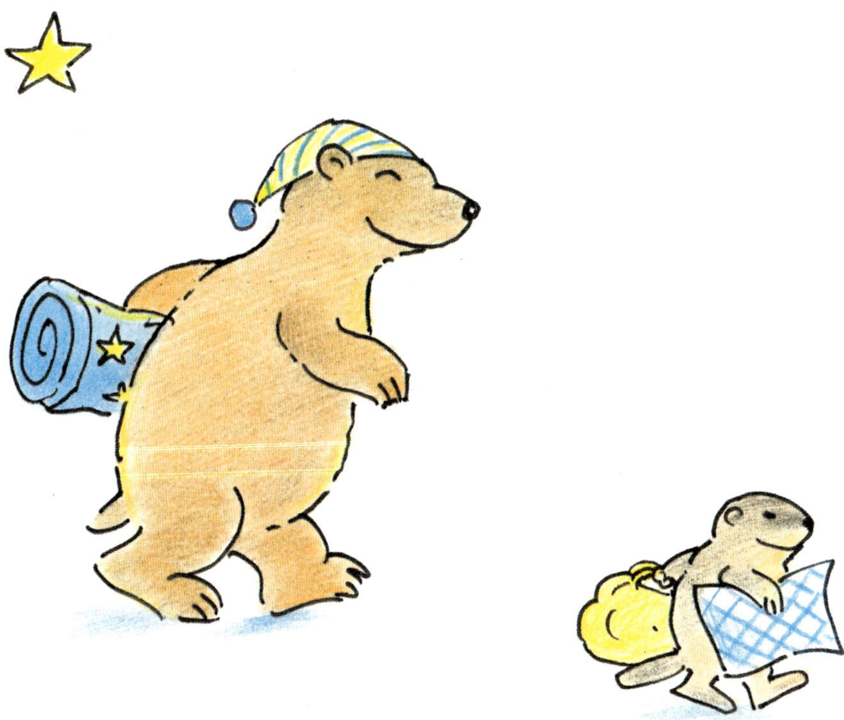

VEILLEURS DE JOUR, DORMEURS DE NUIT

La gentille alouette est une lève-tôt : elle sonne le réveil de tous les animaux qui vivent au rythme du Soleil. Le soir, c'est l'hirondelle qui, très tôt, tire sa révérence et s'installe avant nous sous les toits tout chauds, si près de nous que, de nos lits, nous pouvons l'entendre se retourner dans son nid.

BONSOIR LES HIRONDELLES !

Les martinets, les hirondelles se perchent sur une branche fine ou s'accrochent avec leurs griffes à un mur et restent bien tranquilles jusqu'au matin.

Dans les poulaillers, les poules et les coqs s'installent, toujours à la même place, sur leurs perchoirs : ils relèvent leurs paupières pour fermer les yeux et s'endorment bien vite. Ils ont rendez-vous très tôt le lendemain matin avec le Soleil ! Pendant leur sommeil, ils se tiennent tantôt sur une patte, tantôt sur l'autre.

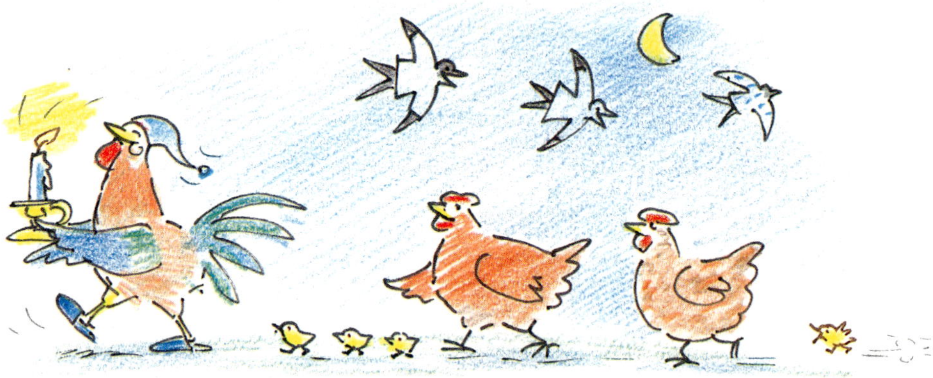

BONNE NUIT LES FOURMIS !

La nuit, on n'entend jamais une mouche voler et, dans les ruches, les abeilles se reposent, certaines dorment au creux d'une feuille.

Chez les fourmis, on ne s'endort jamais seul : les fourmis de l'espèce *Eciton* sont des millions à s'accrocher les unes aux autres par leurs mandibules : elles forment ainsi un gros ballon autour de leur reine qui est au milieu, bien à l'abri.

A l'intérieur du ballon, elles ont laissé des petits couloirs pour que celles qui ne dorment pas puissent continuer à circuler.

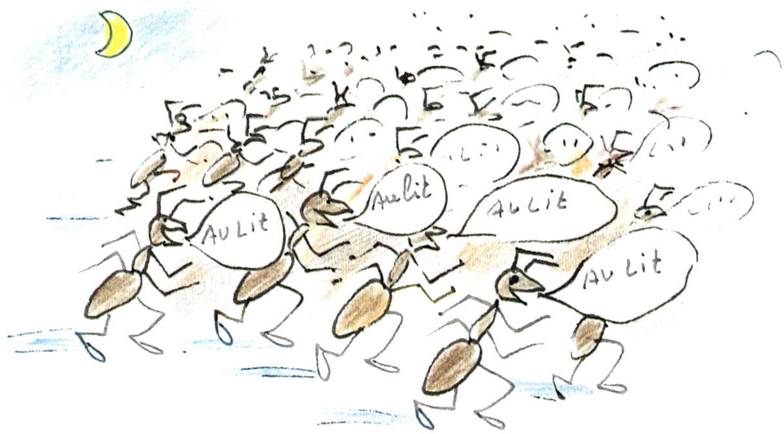

Les papillons aussi aiment bien être ensemble pour dormir : ils replient leurs ailes et font de drôles de grappes suspendues aux branches des arbres.

L'ammophile est un petit insecte qui aime bien la difficulté : pour s'endormir, elle s'accroche très fort par ses mandibules à un brin de lavande et hop ! elle se lance en l'air et bloque son corps à l'horizontale. C'est ainsi qu'elle dort, accrochée à sa tige comme un petit drapeau à un mât.

HEUREUX COMME UN POISSON DANS UN NID

Certains poissons n'ont pas de paupières pour fermer leurs yeux, mais ce n'est pas la peine car il fait très sombre au fond de l'eau lorsque la nuit est tombée.

Pour dormir, ils se laissent flotter ou bien ils tombent au fond de l'eau comme des petites pierres : pour cela, ils contractent leur vessie natatoire qui est comme un petit ballon à l'intérieur de leur corps et peut se remplir d'air ou se vider. Ils s'installent dans leur nid ou dans la vase.

Dans certaines familles de poissons, il y a des enfants poissons qui n'ont pas toujours envie de se coucher le soir : alors le papa poisson va les chercher, il les prend très délicatement dans sa bouche et les dépose dans leur nid.

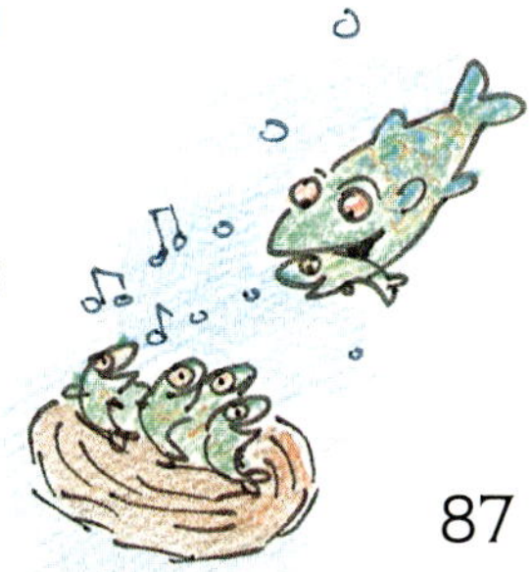

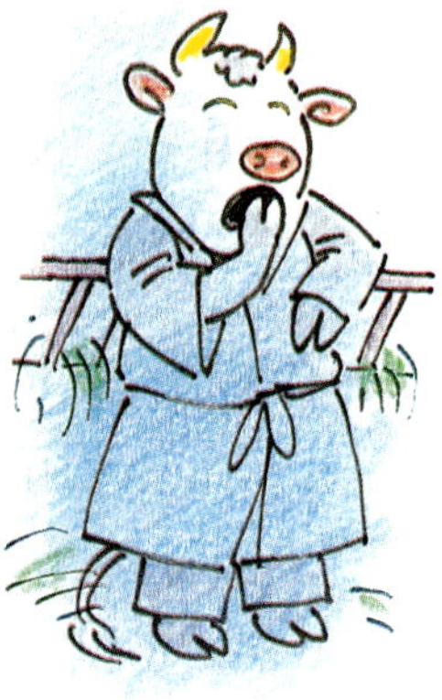

EUX AUSSI FONT LEUR LIT

Dans les étables, dans les écuries ou dans les prés, les vaches et les chevaux s'endorment. Ils savent dormir debout mais, pendant le sommeil paradoxal, ils se couchent et la vache, elle, s'arrête de ruminer.

Dans les forêts des tropiques, les gorilles et les orangs-outans se font un grand nid sur le sol ou à l'abri dans un arbre creux : avec des mottes de terre, ils fabriquent une grande cuvette ovale qu'ils tapissent de mousse et de feuilles.

Les babouins sont bien malins : ils ont des arbres à sommeil sur lesquels ils grimpent et tous ensemble, ils dorment tranquilles, à l'abri des griffes et des dents des grands félins.

Les chimpanzés aussi ont envie d'être tranquilles pour dormir. Alors ils choisissent une fourche de branches dans un arbre et ils déposent dedans un petit matelas confortable qu'ils fabriquent avec des rameaux et des feuilles. Parfois ils se font même un oreiller pour la tête et quand ils sont en voyage, ils se font chaque soir un lit tout neuf.

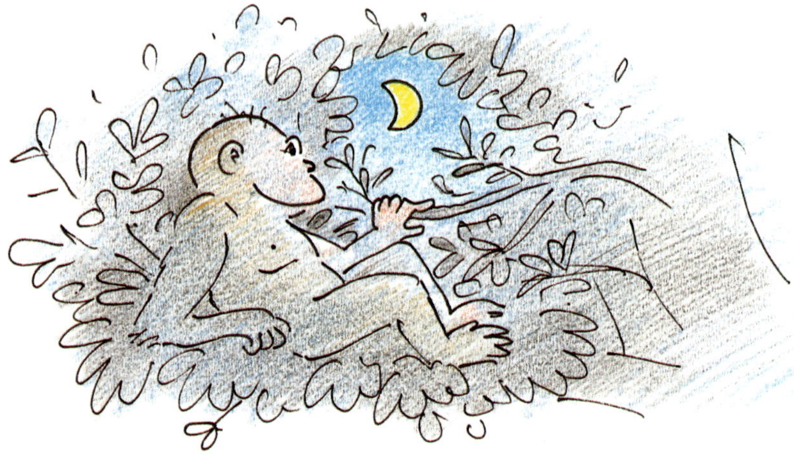

DORMEURS DE JOUR, VEILLEURS DE NUIT

Chez certains animaux, c'est le soir qu'on se réveille : la nuit, les moustiques sont plus actifs que jamais.

Les grillons, eux, font de la musique jusqu'aux premières

lueurs du jour. Et pour les renards, pas question de dormir la nuit : à eux les bonnes poules dodues des poulaillers endormis...

Les chats ont beaucoup d'affaires à régler la nuit et ils dorment aussi bien le jour. Comme leurs lointains ancêtres, les grands félins d'Afrique et d'Asie : tigres, panthères, jaguars et léopards qui profitent souvent de la nuit pour surprendre leur gibier pendant qu'il dort. Tous ces nyctalopes n'ont aucun problème pour retrouver leur route la nuit (nyctalope, cela veut dire qu'on a des yeux qui peuvent voir la nuit).

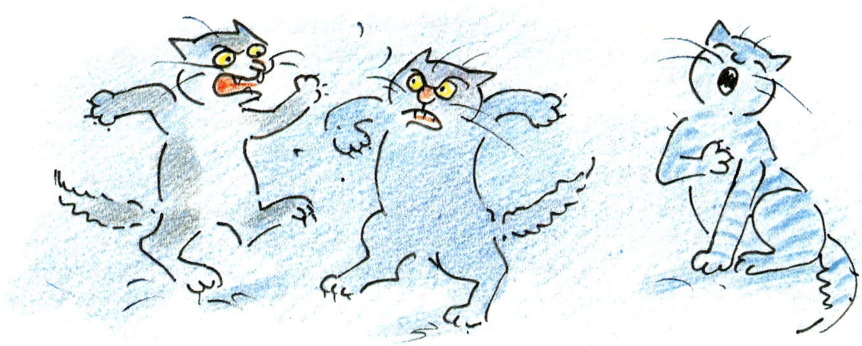

COUCOU HIBOU !

Le hibou qui a dormi tout le jour ouvre son œil doré et s'envole : il part à la chasse le soir.

La chauve-souris a bien dormi pendant la journée : dans les granges, dans les grottes, elle était accrochée au plafond par les griffes de ses pattes arrière qui, comme des verrous, se ferment automatiquement. Elle dormait, bien au chaud, enveloppée de ses ailes blanches et duveteuses, pas du tout gênée d'avoir la tête en bas ! Le soir, elle aussi, elle part en chasse et elle n'a pas besoin d'être nyctalope : ses oreilles et sa peau sont si sensibles qu'elle peut s'orienter d'après les sons et les vibrations de l'air.

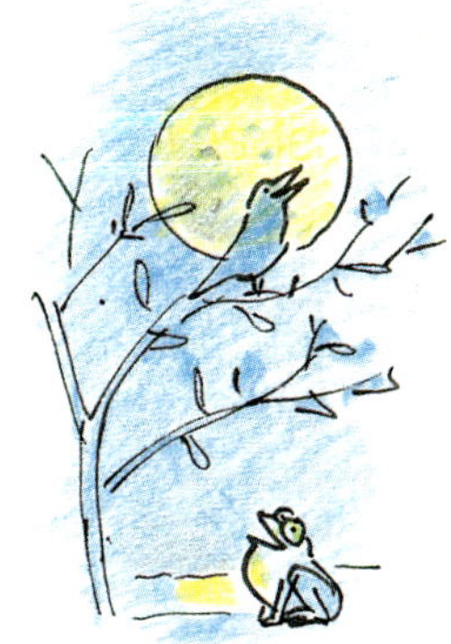

Dans la nuit tranquille, le rossignol chante au printemps de sa voix la plus pure, les grenouilles coassent et, de leur voix flûtée, les rainettes saluent la lune : quel joli concert on peut entendre les nuits d'été !

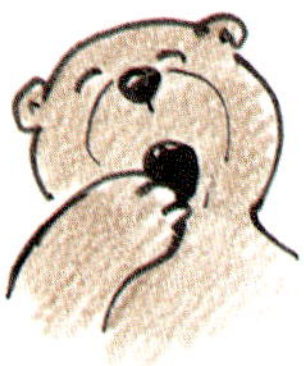

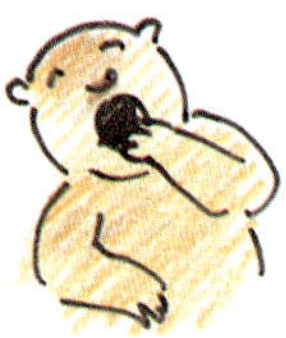

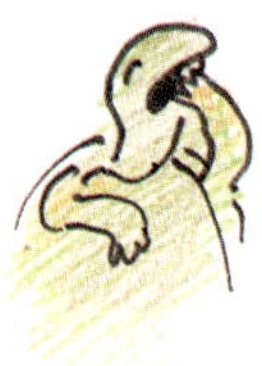

DES MOIS ENTIERS POUR DORMIR !

Les saisons aussi ont une influence sur la vie des êtres vivants : l'hiver, les arbres perdent leurs feuilles et se mettent au repos, les oiseaux frileux migrent pour aller dans les pays chauds. Certains animaux, eux, s'organisent sur place pour passer l'hiver ; les marmottes, les ours, les tortues hibernent, ce qui veut dire qu'ils donnent un grand coup de frein à leur activité et que leur corps se met à fonctionner de façon complètement différente : leur respiration se ralentit, leur température baisse, ils sont presque inactifs et ils ont besoin de beaucoup moins de nourriture, ils économisent leur énergie !

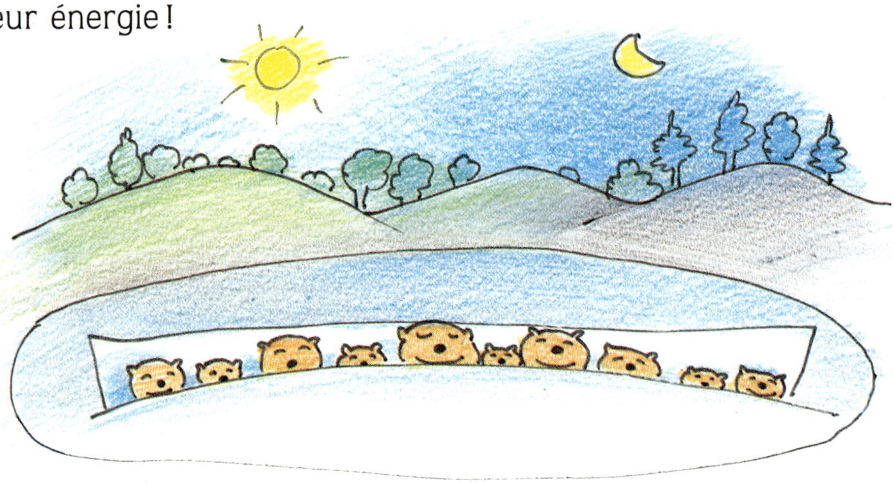

La longue nuit des marmottes

Les marmottes sont très bien organisées : avant l'hiver, elles préparent une grande chambre tout au fond de leur terrier. Elles la remplissent d'herbe sèche qu'elles transportent dans leur museau (il peut y en avoir jusqu'à 15 kilos !).

Puis, quand l'hiver est là, elles s'enferment : pour hiberner. Elles bouchent l'entrée du terrier avec un gros bouchon de terre, de cailloux et de foin qui peut faire plusieurs mètres de longueur.

Et toute la famille s'endort pour l'hiver : parents et enfants, bien blottis les uns contre les autres, ne se réveillent qu'une fois par mois... pour faire pipi !

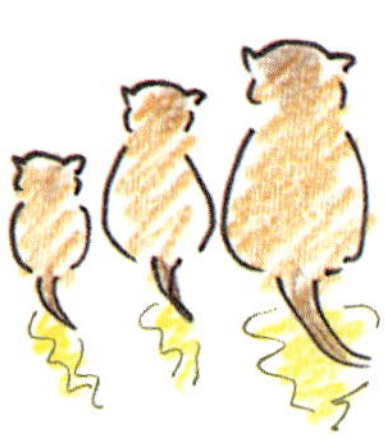

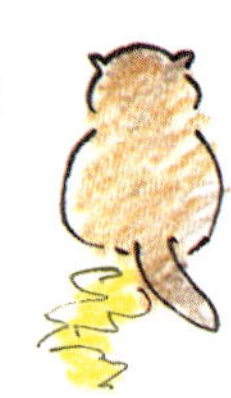

Au bout de 6 mois, le printemps revient et c'est l'éveil : la famille s'étire, s'active, débouche l'entrée du terrier et fait un grand ménage.

C'est le moment de se dégourdir les pattes : pour cela, les marmottes ont plein d'imagination, elles sont très joueuses et s'amusent ensemble : ce sont elles qui ont inventé les glissades et les roulades sur les pentes !

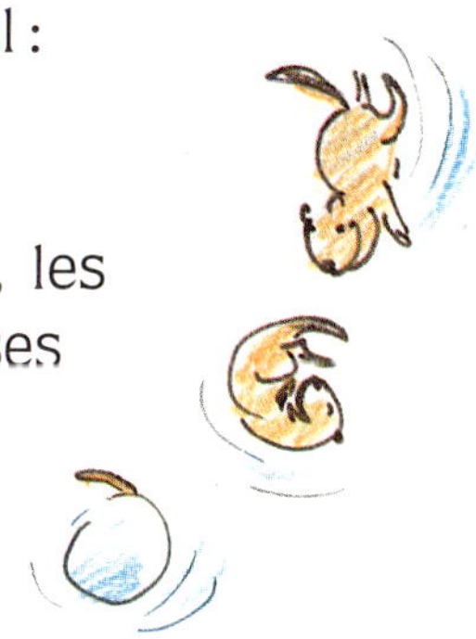

LE CHAMPION DES DORMEURS

Mais, de tous les dormeurs, le champion, c'est encore… l'aï ou paresseux : on l'appelle ainsi parce qu'il est très lent et presque complètement inactif.

Il vit dans les forêts tropicales. Il s'accroche à une branche d'arbre très haute et se laisse pendre, le ventre en l'air. Il peut dormir comme ça 20 heures par jour !

L'aï ne sait pas se tenir sur ses pattes et, pour se déplacer, il rampe en s'aidant de ses griffes : ainsi il fait une moyenne de 500 m à l'heure !

Il a un tout petit cerveau qui ne pèse que 30 g. Il est tellement immobile, suspendu à sa branche d'arbre, que de la mousse et des algues poussent sur sa fourrure : il ressemble à un buisson et, si l'on ne fait pas attention, on peut très bien passer à côté de lui sans le voir !

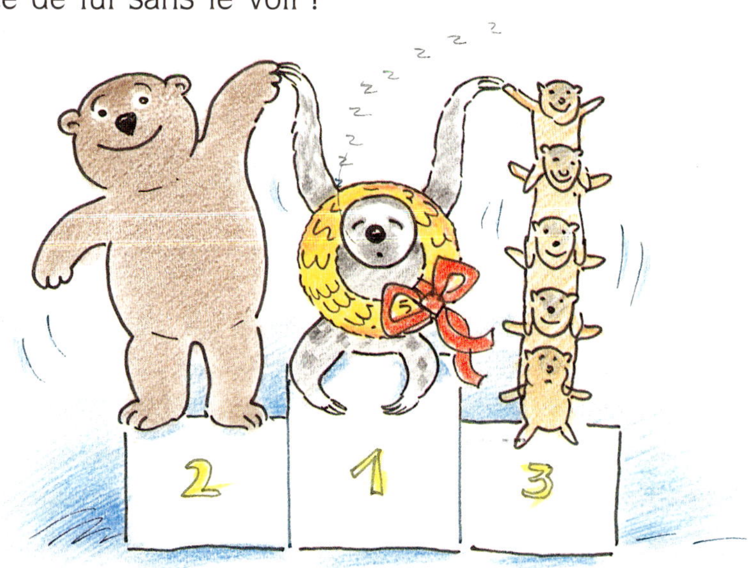

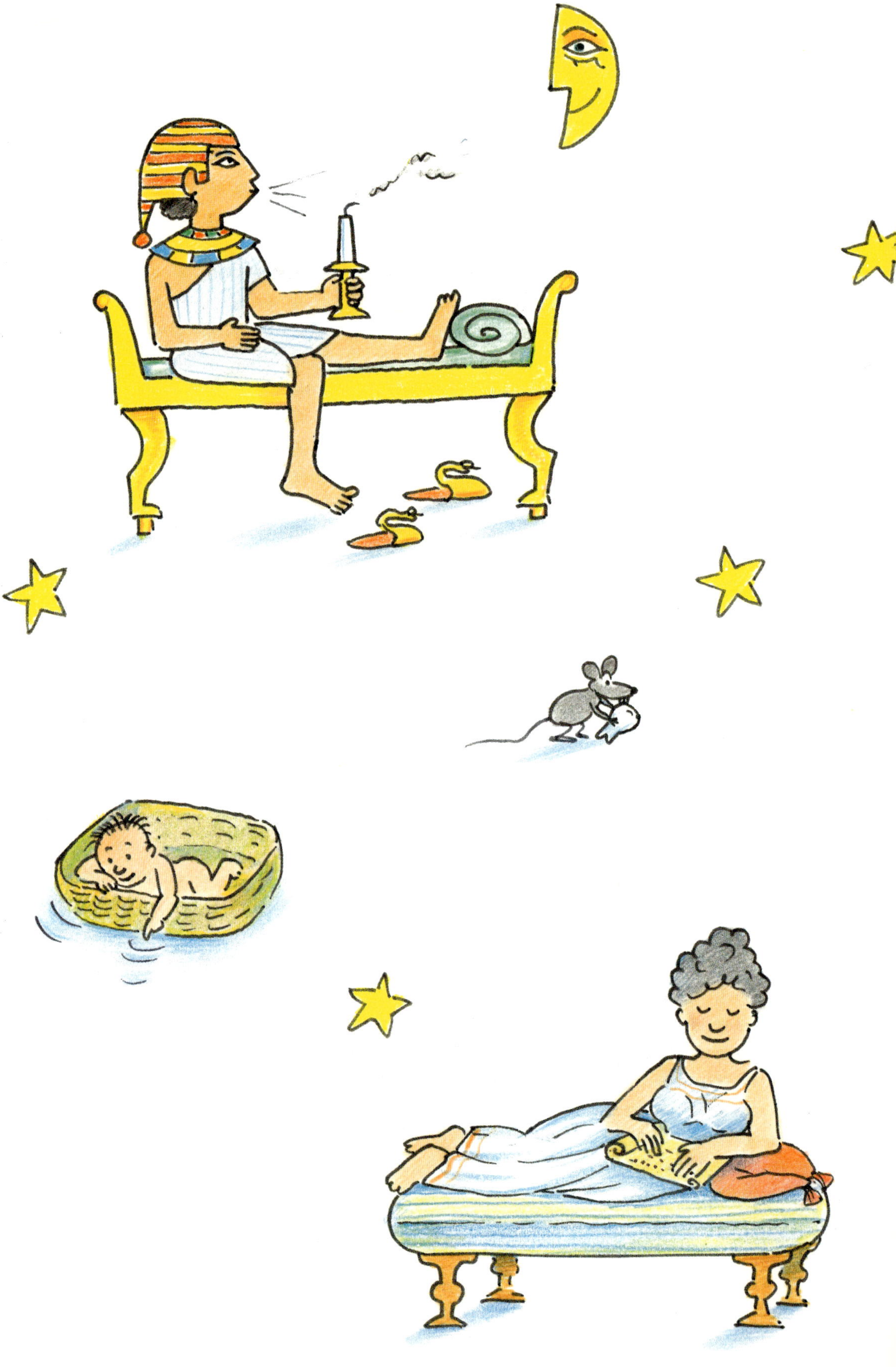

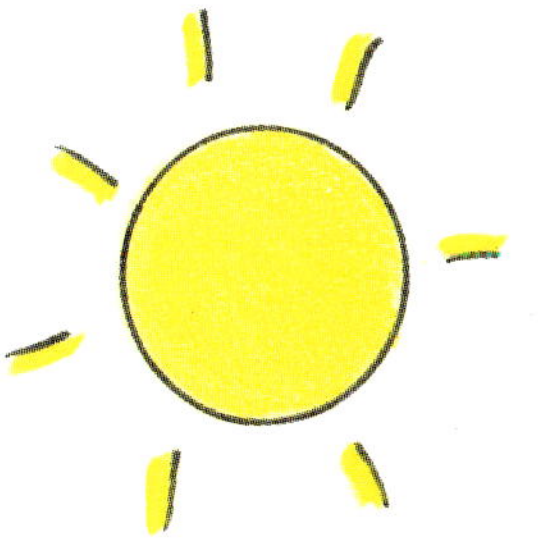

HISTOIRES DE DORMIR

Histoire de dormir dans le lit de Toutânkhamon, histoire de se réveiller à la mode des Anglais, histoire de bercer les bébés à la mode de chez nous, histoires de charmes, de sorts, de nuits, histoires de sommeils.

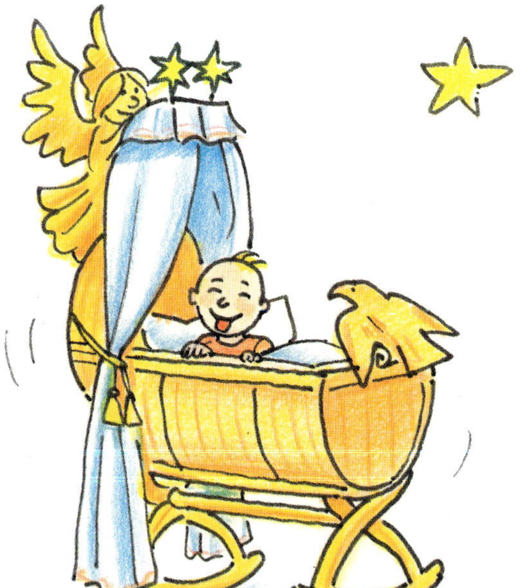

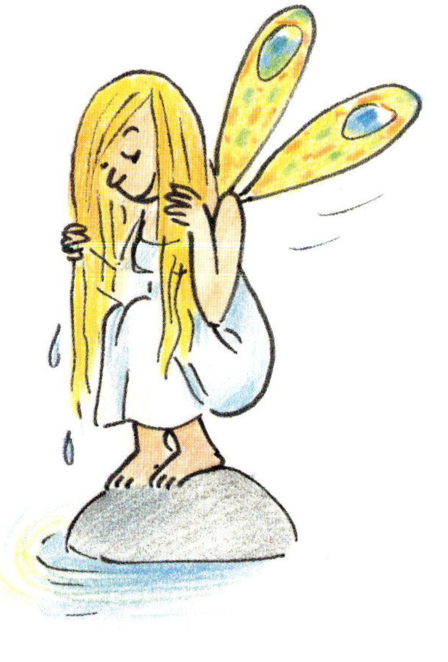

LES MILLE ET UNE NUITS DE NOS LITS

S'il nous fallait essayer tous les lits du monde, il nous en faudrait des nuits et des nuits et nous irions de surprise en surprise.

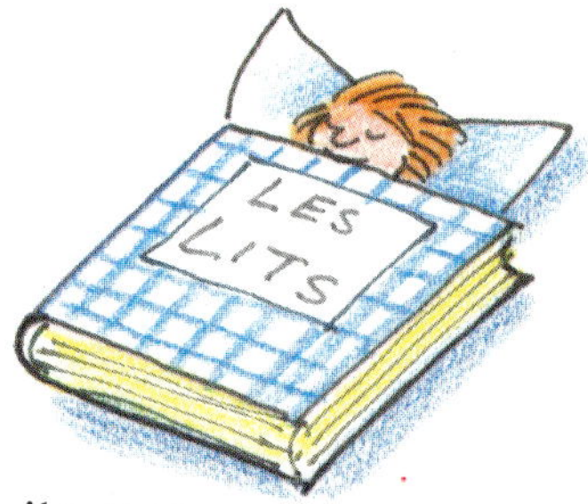

Lits de mousse, lits de roseaux,
Lits de reine, lits de fortune,
Lits à secrets, lits bateaux,
Lits de parade, lits de plume,
Lits clos, lits-cages,
petits berceaux, nids d'oiseaux,
que d'imagination les hommes n'ont-ils pas déployée pour dormir !

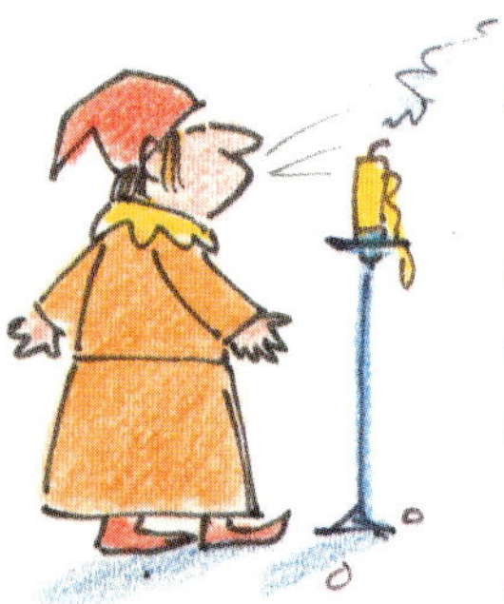

Au Moyen Age

On se couchait tôt pour économiser la chandelle. Le seigneur dormait dans un lit fait d'un cadre de bois et de cordes tendues, très large et plein de puces et de poux : un serviteur lui grattait le dos pour l'endormir !

Les pauvres, eux, se contentaient d'une paillasse dans le coin d'une salle commune.

Lits de géants

Au XVIe siècle, les lits grandissent. Ils prennent une tête et des pieds. Ils peuvent être gigantesques. On connaît un lit en Angleterre qui mesurait 4 m 20 et, comme il était à 4 m 50 du sol, il fallait un escalier pour y monter !

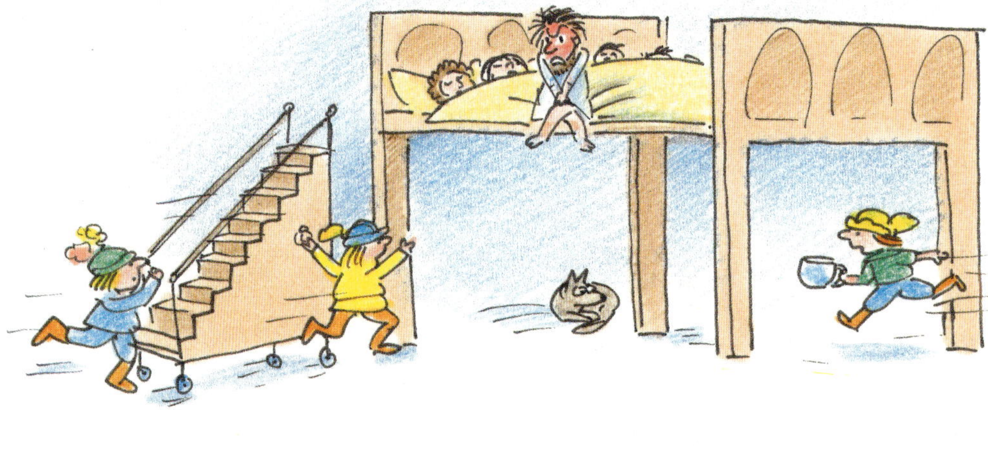

Lits clos

Le lit clos est en fait une grande armoire dans laquelle on mettait un matelas rempli de paille, de rameaux ou de goémons. Pour dormir, on fermait les portes et cela faisait comme une petite maison à l'intérieur de la maison.

Souvent il y avait dans le lit clos des parents, un berceau suspendu par quatre cordes au-dessus de leurs pieds. Une cinquième corde permettait de bercer le bébé quand il pleurait. Il y avait aussi une étagère pour poser ses vêtements.

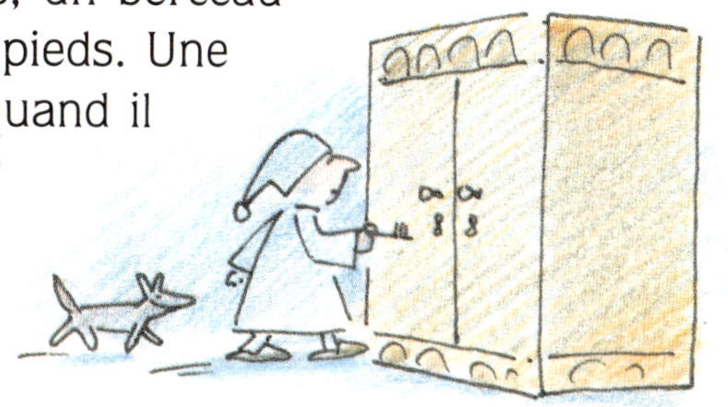

Lits secrets

Les lits à baldaquin sont de l'espèce des lits clos, mais au lieu d'être fermés par des portes, ils sont abrités par des tentures ou des rideaux qui permettent au dormeur de s'isoler des regards et de rester bien au chaud dans des habitations où le chauffage n'existe pas encore.

Lits de fortune

Les lits de fougères, de mousse ou de sable pour dormir à la belle étoile : toutes les époques et toutes les régions du monde les connaissent !

Lits pour recevoir

C'était la coutume chez les Egyptiens, les Romains de l'Antiquité de recevoir confortablement installé dans son lit ; et chez les mondaines au XVIIe siècle aussi qui recevaient dans leurs ruelles : c'est ainsi qu'on appelait leurs chambres à coucher (à l'origine, la ruelle était l'espace libre entre le lit et le mur).

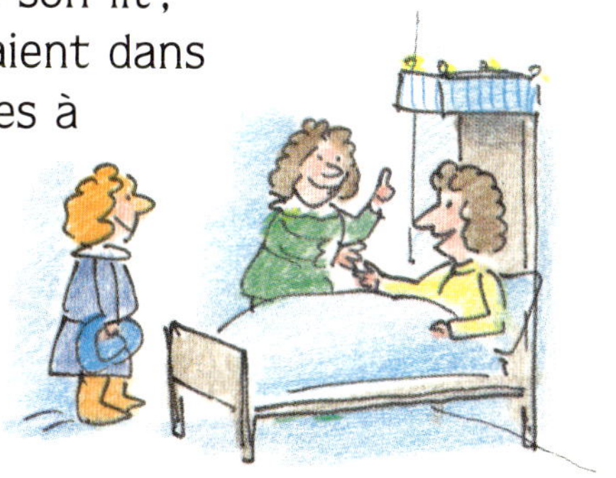

Lits à pétrir

Dans les campagnes de Roumanie, autrefois, les ménagères pétrissaient le pain au lit.

Lits d'eau

Il y a 3 000 ans, les Perses, qui étaient des artistes du confort, avaient inventé les lits d'eau : c'étaient des peaux de chèvres cousues ensemble et remplies d'eau.

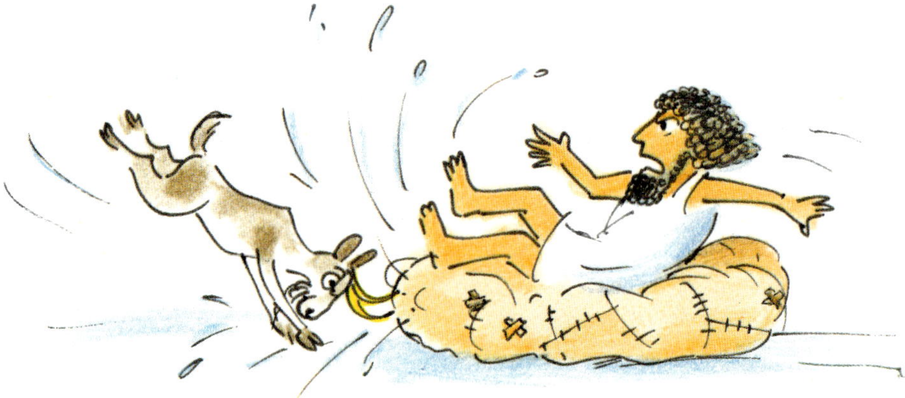

Les riches Romains aimaient se faire bercer pour s'endormir : ils avaient des lits à 2 compartiments, l'un rempli d'eau chaude dans lequel ils s'assoupissaient, l'autre recouvert d'un matelas sur lequel ils s'installaient ensuite pour se faire bercer jusqu'à ce qu'ils s'endorment.

Aujourd'hui il existe un grand matelas de plastique rempli d'eau que l'on peut tiédir. On l'appelle « water bed ».

Lits bijoux

Chez les riches Egyptiens et Romains, les lits étaient d'un luxe inouï : le lit de Néron était incrusté de pierres précieuses, celui de Toutânkhamon était en ébène et en or.

Dans beaucoup de pays d'Afrique et d'Asie, les lits des gens riches sont de précieux tapis et des coussins moelleux.

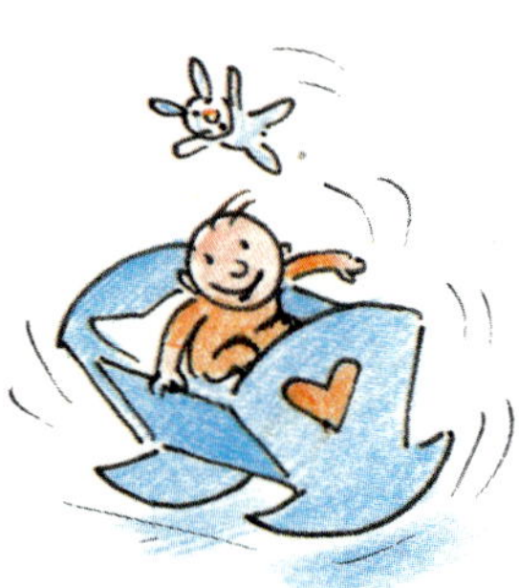

LES BERCEAUX ONT LA BOUGEOTTE

Les berceaux sont des tout petits lits que l'on peut bercer. Les uns sont suspendus, les autres se balancent sur leurs pattes. Certains sont coiffés d'un baldaquin, d'autres sont de paille, d'osier ou de bois précieux. Le doux balancement rappelle celui que les bébés connaissent avant la naissance dans le ventre de leur mère.

Le roi de Rome, le fils de Napoléon Ier, dormait dans une carapace de tortue, et la Poucette d'Andersen dans une coquille de noix !

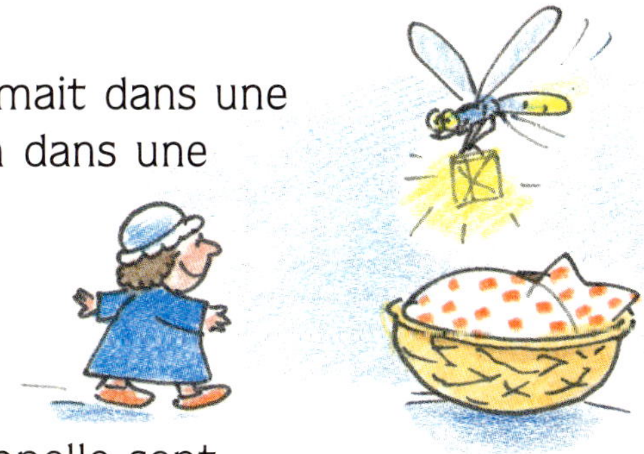

LITS DE-CI DE-LÀ

Tatami et futon

Au Japon, les pièces de la maison traditionnelle sont séparées par des cloisons qui coulissent : on les ferme lorsqu'on veut s'isoler.

La surface des pièces est calculée en tatamis : un tatami est une natte de paille de riz qui recouvre toute la pièce. Le soir, pour dormir, on déroule par terre son futon (prononcer foutone), sorte de petit matelas ; l'oreiller est un cylindre en bois ou en porcelaine. Le matin, il suffit de rouler son futon et de le ranger jusqu'au soir !

Hamac

Le hamac (qui nous vient du mot indien caraïbe *hamacu*) est fait de cordes tressées ou d'une toile qu'on suspend entre deux supports (murs, arbres...) C'est un vrai lit-berceau !

Il est si confortable qu'il paraît que, chez les Yanomami qui sont des Indiens d'Amazonie, on y passe les trois quarts de sa vie !

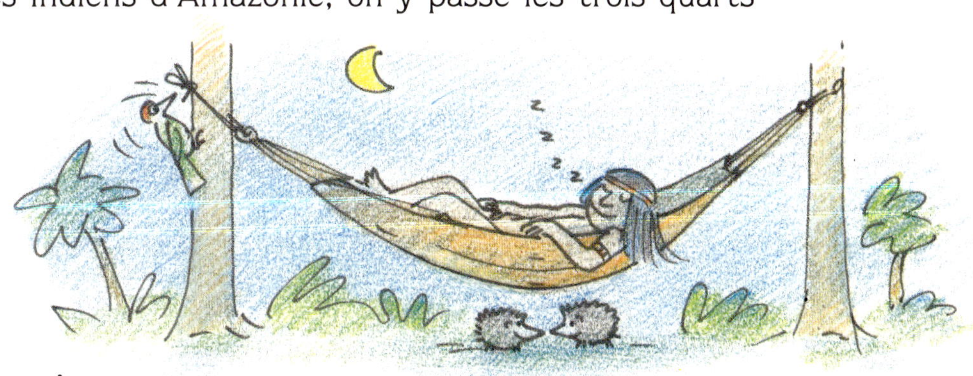

Lits des Marquises

Aux îles Marquises, les enfants vivent souvent en bandes, et il arrive qu'ils passent plusieurs jours sans rentrer chez eux. Lorsqu'ils ont faim ou sommeil, ils demandent l'hospitalité dans la maison la plus proche : on leur donne à manger et on leur offre pour dormir un lit de 10 m de long ! Ils sont prévoyants les habitants des îles Marquises !

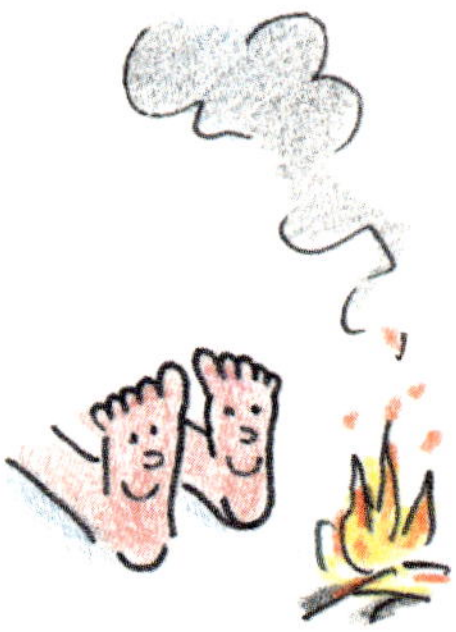

Les Jivaros les pieds au chaud !

Chez les Jivaros, Indiens d'Amérique du Sud, on entretient des feux aux deux extrémités du lit pour que les dormeurs aient toujours bien chaud.

LITS EN PORTEFEUILLE

A faire à son meilleur ami ! Il suffit de bien savoir faire son lit, de replier le drap de dessus et de le border normalement. Celui qui se glissera très vite dans son lit aura l'impression d'être un géant au pays des Lilliputiens. Attention aux trous dans les draps !

HISTOIRES DE SE RÉVEILLER

Réveils arrosés

Les premiers instruments à mesurer le temps utilisaient le sable ou l'eau : on calculait le temps en fonction de la quantité de sable ou d'eau qui s'était écoulée dans un récipient. Ceux qui utilisaient l'eau s'appelaient des clepsydres.

Il n'était pas très difficile, à partir de là, d'inventer le premier réveille-matin : le récipient qui recueillait l'eau était placé au-dessus de la tête du dormeur et, au bout d'un certain temps, il débordait !

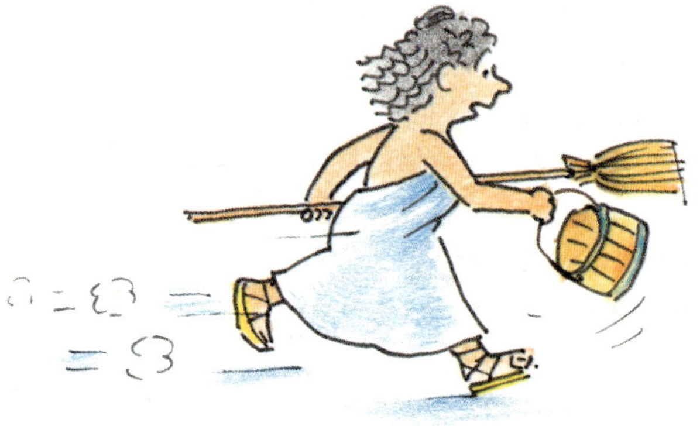

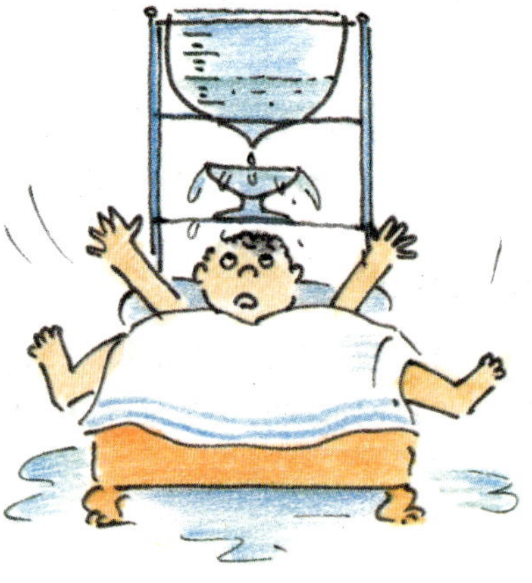

Ensuite on a inventé la chandelle graduée : au moment de sa fabrication, on y coulait des petits grelots. Lorsque la cire fondait, ils tombaient dans une coupe de métal et réveillaient discrètement le dormeur.

Le premier réveille-matin mécanique date de l'année 1400.

Réveil à tout faire

En 1700, l'électronique n'existe pas encore et pourtant ! Un inventeur français fabrique un réveil très perfectionné qui sonne les heures, fournit un peu de lumière comme une veilleuse, tient au chaud du café ou du potage et, à une certaine heure, fait entendre un vrai tintamarre pour réveiller le dormeur !

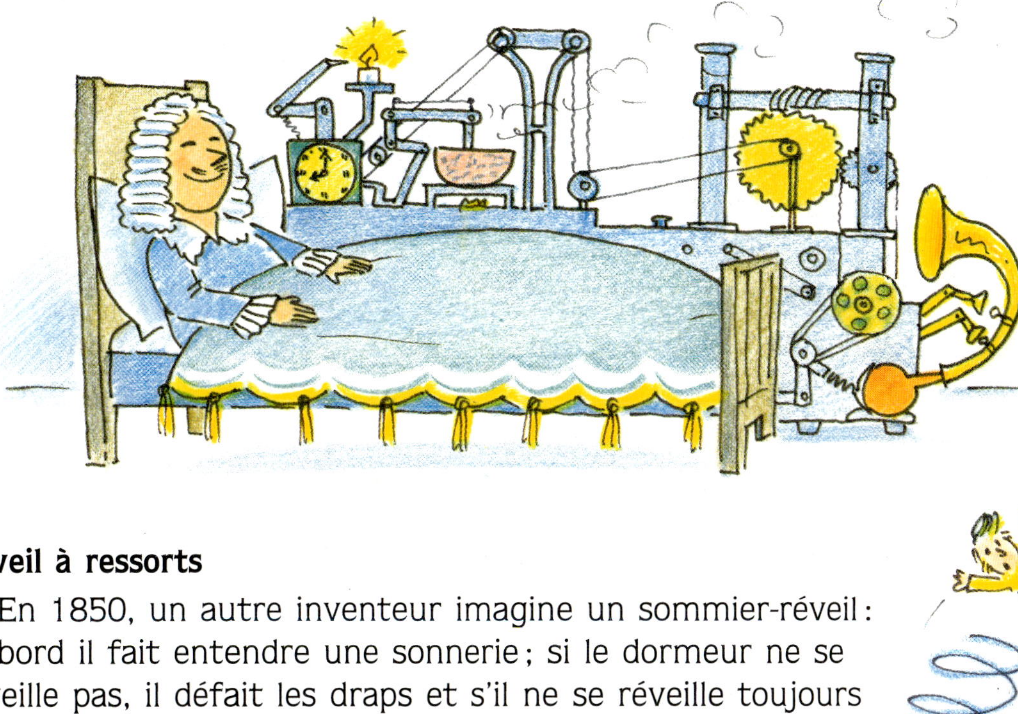

Réveil à ressorts

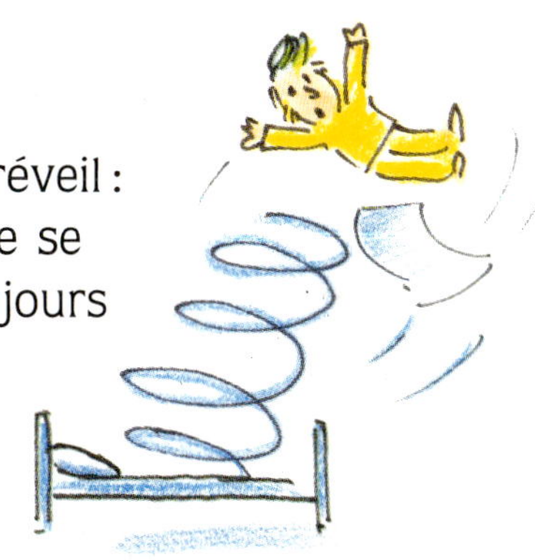

En 1850, un autre inventeur imagine un sommier-réveil : d'abord il fait entendre une sonnerie ; si le dormeur ne se réveille pas, il défait les draps et s'il ne se réveille toujours pas, il fait carrément basculer le matelas par terre !

L'homme-réveil

Dans le Nord de l'Angleterre, un réveilleur était spécialement chargé de venir frapper aux volets avec un grand bâton, à l'heure demandée.

HISTOIRES DE DIRE

Il y a dans notre langue de tous les jours beaucoup d'expressions qui nous donnent du sommeil et de la nuit des images très drôles ou très justes. C'est un vrai théâtre, regardez-le s'animer :

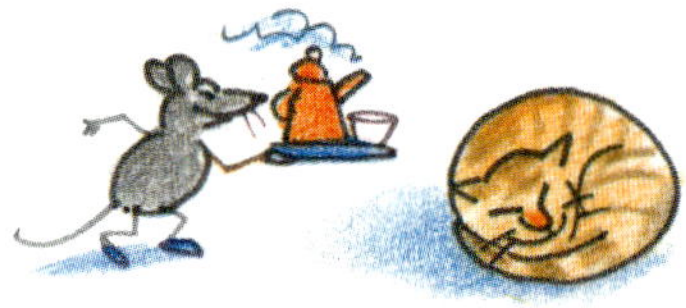

Ronfler comme un orgue
Il ne faut pas réveiller le chat qui dort
Etre triste comme un bonnet de nuit
Etre dans de beaux draps
Bâiller comme une carpe
Bâiller comme une huître

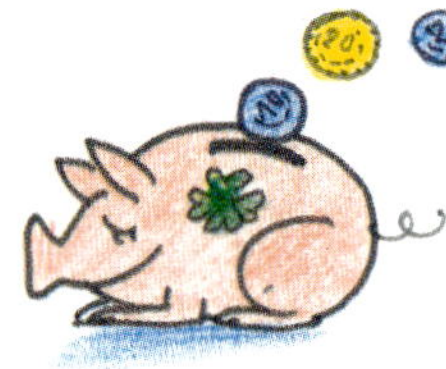

Qui dort dîne
La fortune vient en dormant
Il n'est pire eau que l'eau qui dort
Comme on fait son lit on se couche
Etre cloué au lit
Le lit d'un ruisseau
Le lit du vent

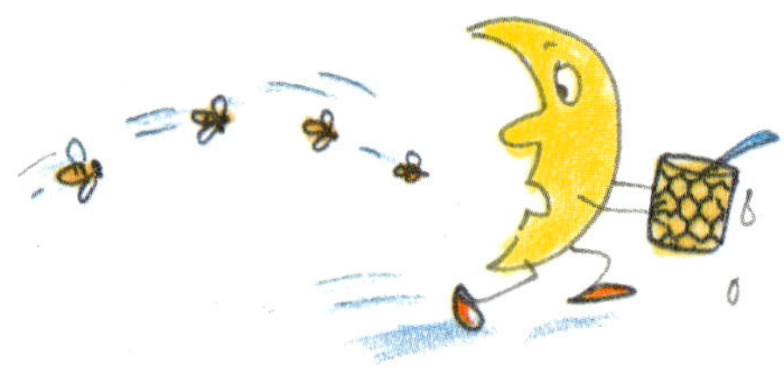

Etre bien ou mal luné
Lune de miel
Dormir d'un sommeil de plomb
Dormir du sommeil du juste
Une nuit blanche

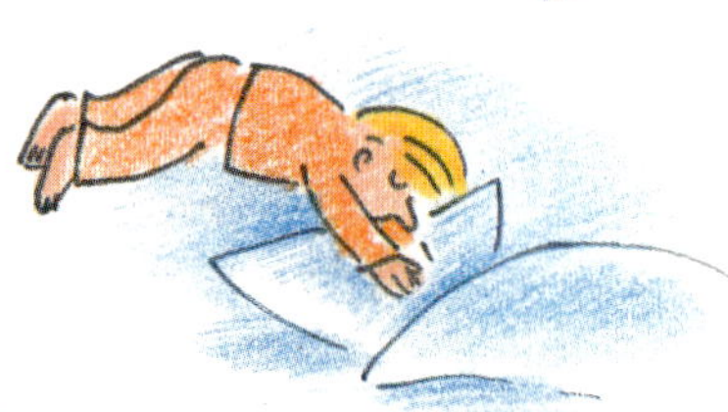

Dormir à la belle étoile
Les yeux lourds de sommeil
Tomber de sommeil

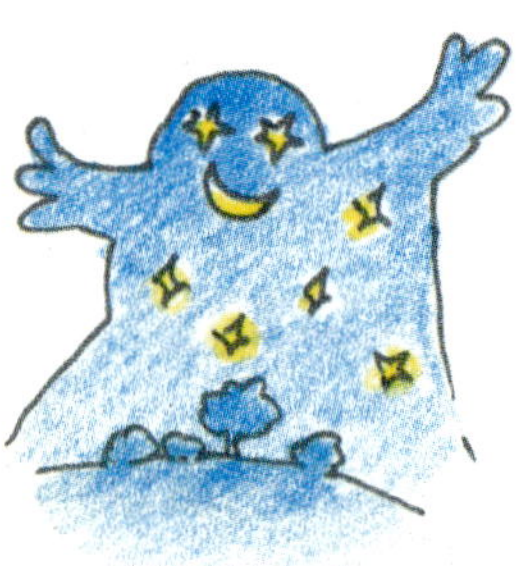

HISTOIRES DE VEILLÉES

C'est peut-être parce que nos yeux ne peuvent pas voir dans l'obscurité ou parce que la nuit on se sent plus isolé : en tous les cas, les hommes ont toujours fait de la nuit un moment magique plein de mystères et de surprises.

Au jour le jour, à la nuit la nuit...

On raconte que, dans les Ardennes, il y avait un géant qui,

la nuit venue, disait à ceux qu'il rencontrait : « Le jour est pour vous, la nuit est pour moi. »

Dans la forêt des contes et des légendes, la nuit est aussi animée que le jour l'est pour nous : à croire que tous les génies, fées, trolls, sorcières et diablotins s'éveillent alors que nous nous endormons.

Nuit magique

Dans les nuits des légendes :

— Les fées font leurs lessives merveilleuses aux fontaines.

— Les sorcières, à califourchon sur leurs balais, volent au sabbat.

— Les fées lavent leurs longs cheveux et les font sécher au clair de lune.

— Pierrot ouvre sa porte pour donner du feu.

— En Bretagne, le farceur de nuit (le bouffon Noz) vient se

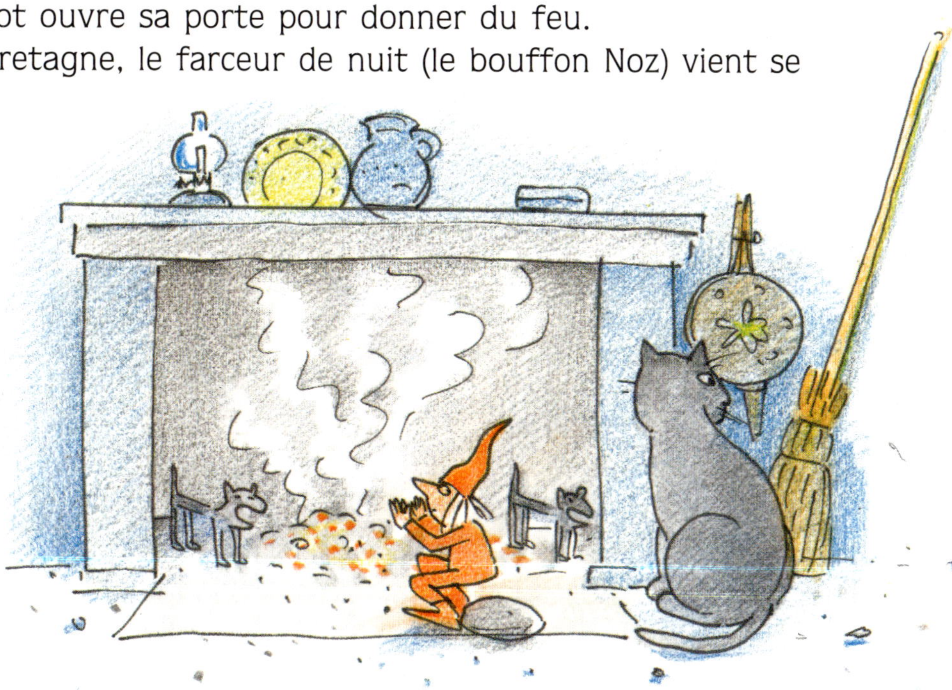

chauffer aux braises du foyer. Il aime y trouver un galet plat pour s'asseoir. Ne l'oubliez pas : il fait de grands ménages dans les maisons où il se plaît.

— Au Cambodge, un petit génie de la nuit s'assied sur le pas de la porte et protège les dormeurs et leurs maisons.

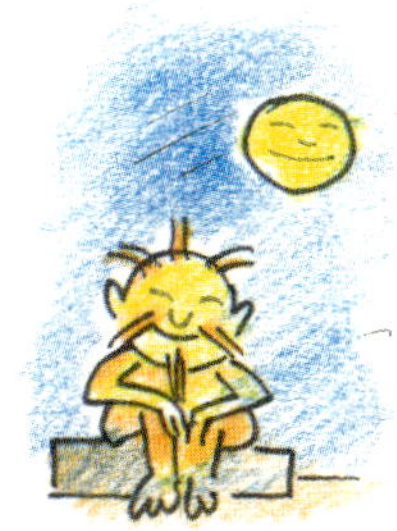

Les surprises de la nuit

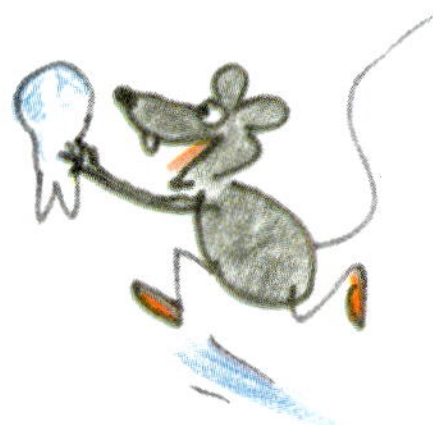

Les Japonais racontent que le Fuji-yama qui est leur plus haute montagne a surgi de terre en une seule nuit.

Chez nous, c'est la petite souris qui passe pendant la nuit pour mettre une pièce sous l'oreiller et emporter les dents de lait.

Le père Noël, comme saint Nicolas, fait sa tournée la nuit et remplit les souliers.

Les pouvoirs de la nuit

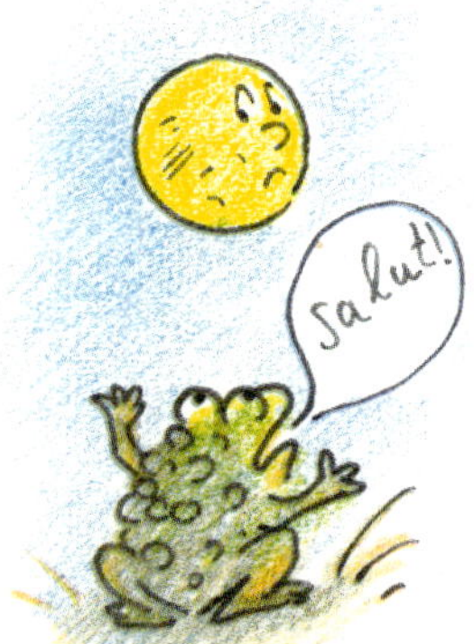

La nuit, nous avons nous aussi nos pratiques et nos magies, nous les tenons de nos parents qui les tenaient de leurs parents, et cela remonte à la nuit des temps. Et même si l'on n'est pas superstitieux, c'est toujours amusant d'essayer de :

— cacher un trèfle à quatre feuilles sous son oreiller pour rêver de celui qu'on va épouser ;

— regarder la pleine lune en face et lui dire : « Salut, pleine lune, emporte avec toi mes verrues. »

— recueillir à la minuit un nid de mante religieuse : on dit que c'est fameux contre les engelures et les maux de dents.

Dieux rêveurs

Le sommeil depuis longtemps fait rêver les hommes : les Grecs de l'Antiquité disaient que le dieu du Sommeil, Hypnos, vivait au plus profond d'une caverne où les rayons du soleil n'entraient jamais, elle était traversée par les eaux du Léthé, le fleuve de l'Oubli. Les Grecs représentaient Hypnos sous les traits d'un enfant aux yeux fermés, protégés par des ailes.

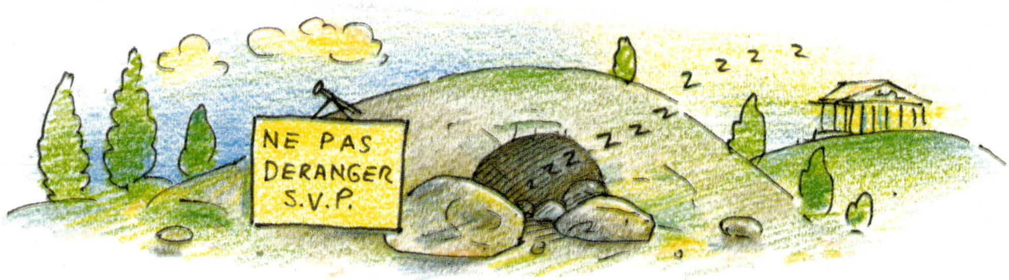

Hypnos avait un fils, Morphée, qui était le dieu du Rêve. Il avait des ailes qui lui permettaient d'aller en un instant dans toutes les régions du monde pour apparaître aux rêveurs. Pour entrer dans leurs rêves, il pouvait prendre toutes les formes qu'il voulait.

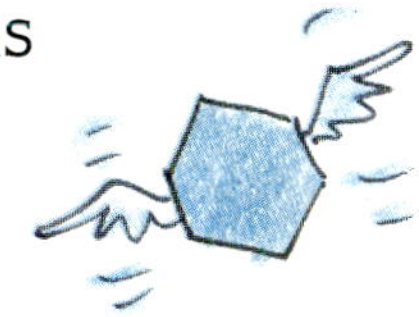

Les héros endormis

Dans de nombreux mythes, contes et histoires, on raconte les aventures terribles ou merveilleuses qui peuvent arriver aux héros pendant qu'ils dorment :
— Dalila profite du sommeil de Samson pour lui couper les cheveux et ainsi le priver de sa force ;
— pendant le sommeil d'Adam, Dieu lui prélève une côte pour créer Eve, la femme.

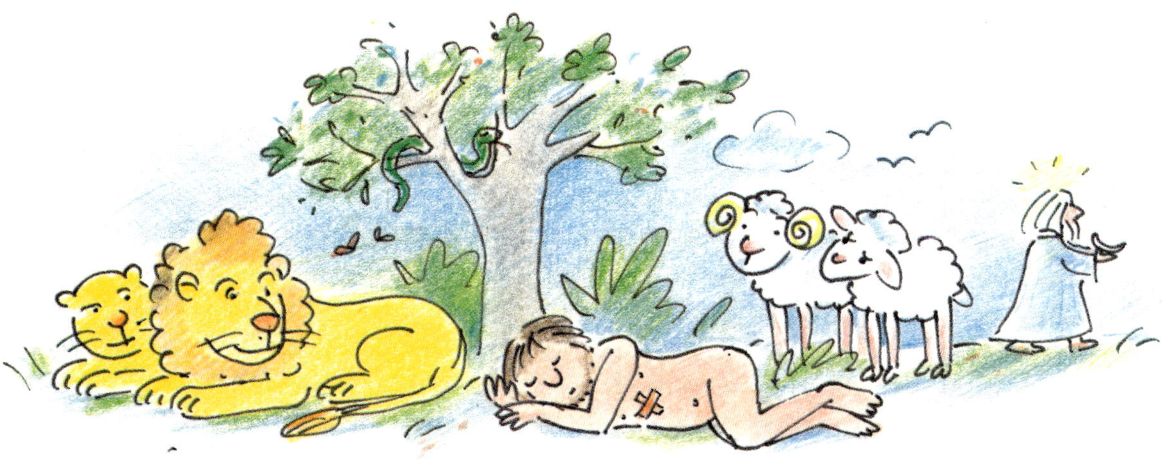

Sommeils enchantés

Les Anciens Grecs racontent que Séléné, la Lune, avait accepté par amour pour Endymion, le beau berger, de l'endormir pour l'éternité afin qu'il garde sa jeunesse. Comme elle voulait continuer à contempler ses yeux, elle le fit dormir les yeux ouverts. Toutes les nuits, elle venait sur son char d'argent déposer un baiser sur la joue du berger.

Dans les légendes bretonnes du Moyen Age, la fée Viviane endort d'un sommeil éternel Merlin l'Enchanteur, cela se passait dans la forêt de Brocéliande, il y a bien longtemps...

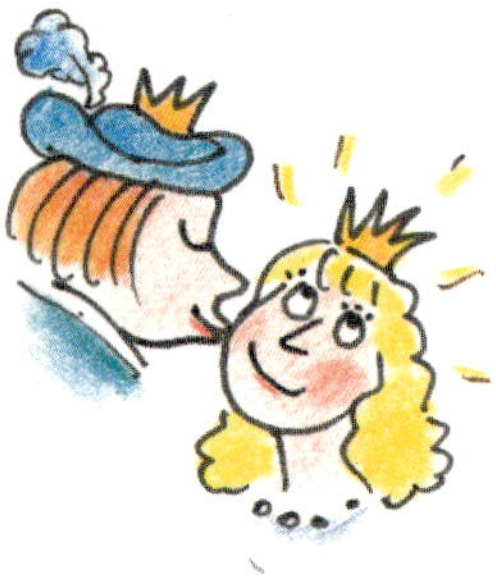

La Belle au bois dormant s'endort pour cent ans et, avec elle, s'endorment aussi ses serviteurs. Son château, son parc qui devient forêt, se couvrent de mousse et de ronces. Seul le baiser du Prince Charmant viendra les réveiller.

Réveiller la nuit

Pour apprivoiser la nuit, les hommes l'éclairent par des petits soleils : bougies du réveillon, chandelles de la Chandeleur, feux d'artifice, feux de la Saint-Jean. Les fêtes de la nuit sont des fêtes de veille et non des fêtes de sommeil. Et si, ces nuits-là, le sommeil n'y trouve pas son compte, peu importe, on se consolera en faisant une très bonne sieste !

Réveillons les veillées

Le plus joli des soleils de nuit, c'est encore le feu dans la cheminée. C'est en sa compagnie que se passait la veillée autrefois. On se réunissait en famille, chez les uns ou chez les autres. On se racontait les nouvelles, on papotait, on tricotait ou l'on cassait des noix, parfois on dansait, mais surtout on écoutait les conteurs qui vous racontaient des histoires merveilleuses : elles vous faisaient rire, rêver ou frissonner de peur.

Comme c'était bien les veillées ! Il faudrait les réinventer.

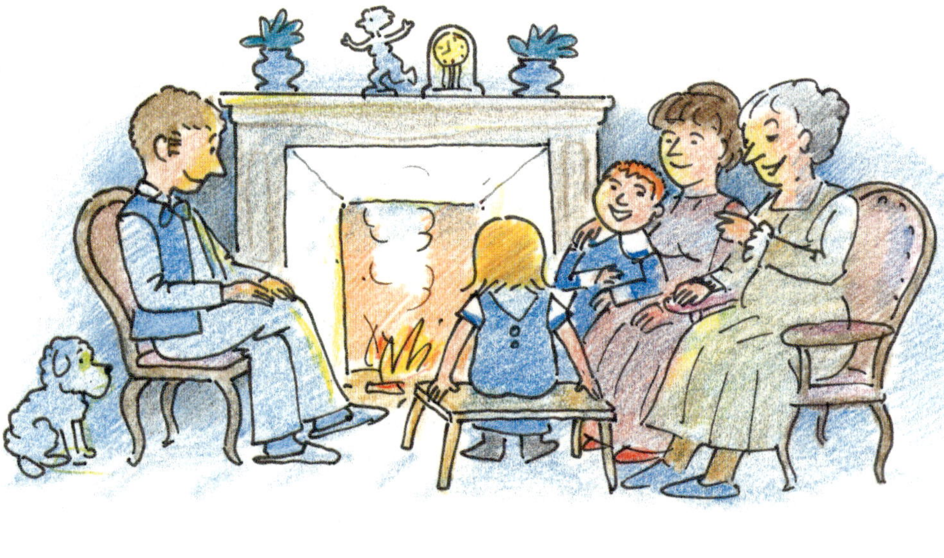

HISTOIRES DE BERCER

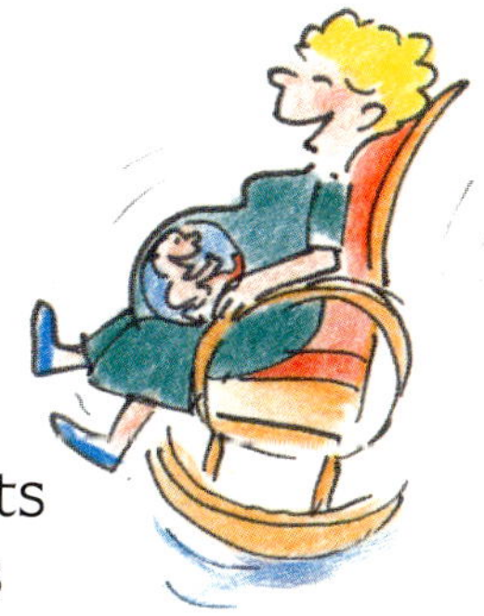

Histoire d'endormir les bébés, histoire d'accompagner le balancement des berceaux ou des bras pour leur rappeler le temps où, dans le ventre de leur maman, ils étaient bercés par le moindre de leurs mouvements, histoire de leur rappeler la petite chanson du cœur, du placenta et des bruits qui leur parvenaient dans leur nid liquide, depuis la nuit des temps, on accompagne ces rythmes de petites chansons douces avec des mots qui riment.

L'ENFANT DO

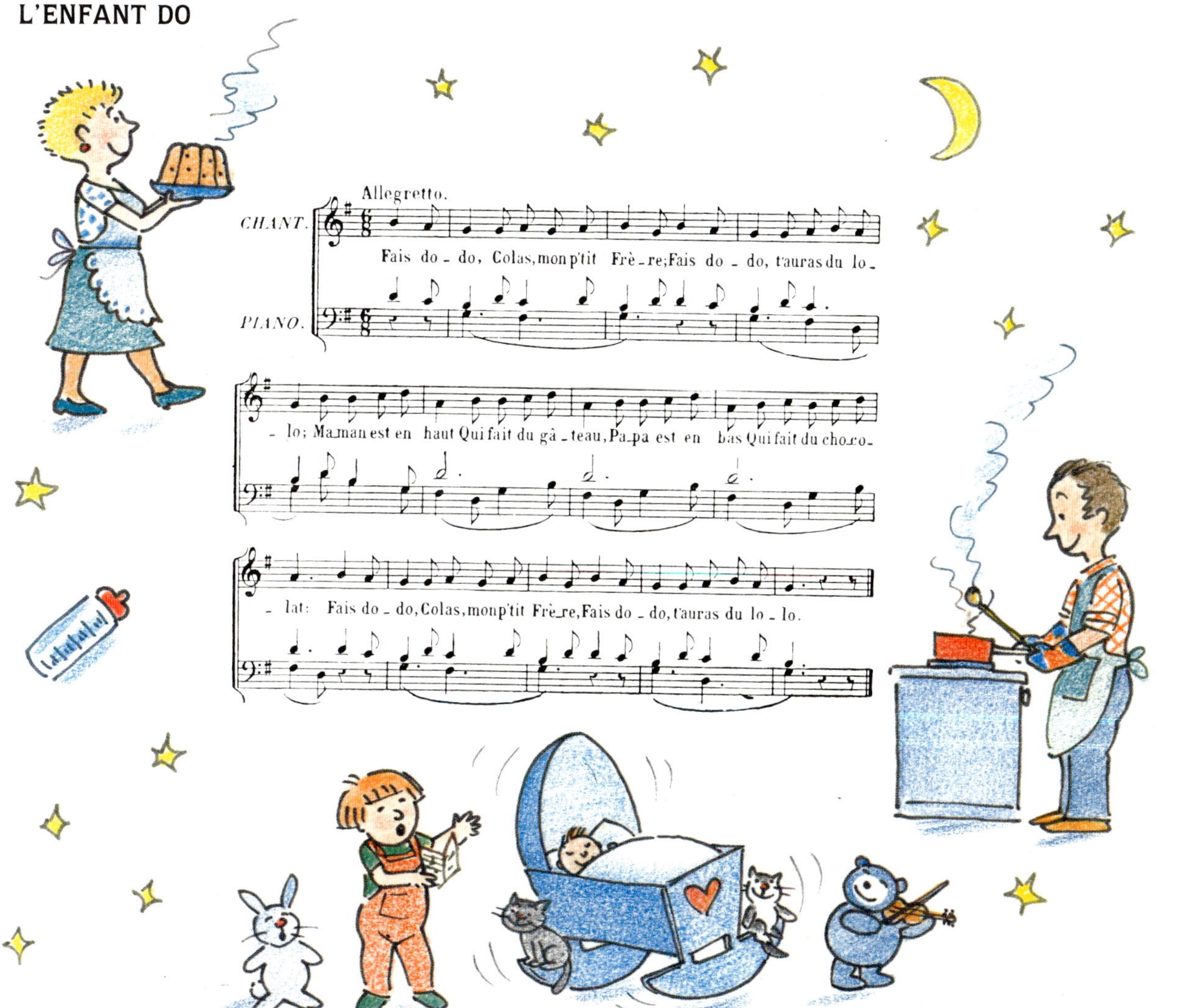
Allegretto.
CHANT.
PIANO.
Fais do - do, Colas, mon p'tit Frè - re; Fais do - do, t'auras du lo - lo; Maman est en haut Qui fait du gâ - teau, Papa est en bas Qui fait du cho - co - lat: Fais do - do, Colas, mon p'tit Frè - re, Fais do - do, t'auras du lo - lo.

L'HEURE BLEUE

C'est pour les plus grands, ceux qui jouent avec les mots, que Robert Desnos a mis en poème le moment si délicieux où l'on plonge dans le sommeil.

DEMI-RÊVE

abougazelle élaromire
Elaroseille a la mijelle
a la mirate a la taraise

Mirabazelle élagémi
Rosetaraise et cœurmira
Talatara miralabou

Elaseta cœurgemirol
a laubaucœur bauzeillabel
Il est huit heures il est romil

Il est bonjour au cœur de lune
Le ciel alors lagélami
Lagélasou lagésommeil
Lagébonneil Lagésonjour

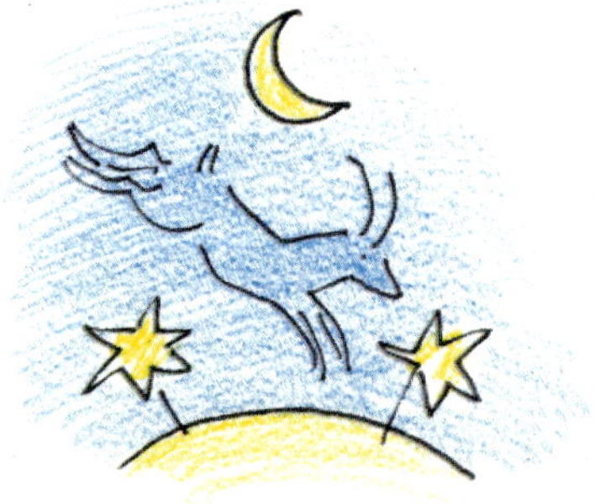

De Jeannette Bouton, vous pouvez aussi lire :

Bons et Mauvais Dormeurs. Ed. Gamma, Paris, 1971.
Réapprendre à dormir. Ed. E.S.F. Paris, 1974.
Le Sommeil et la Joie de vivre. Ed. Bouton d'or. Paris, 1982.

Pour obtenir des cartes d'identité du dormeur, envoyez une carte postale en indiquant votre nom, votre âge et votre adresse à :

Librairie Hatier
Collection Grain de Sel
8, rue d'Assas
75006 PARIS

Titres parus dans la collection **GRAIN DE SEL**

NEUF MOIS POUR NAÎTRE
Les aventures du bébé
dans le ventre de sa maman

auteur : Dr Catherine Dolto
illustrateur : Volker Theinhardt

GRAND PRIX SCIENTIFIQUE
DE LA JEUNESSE 1986
L'ARGONAUTE FONDATION DIDEROT

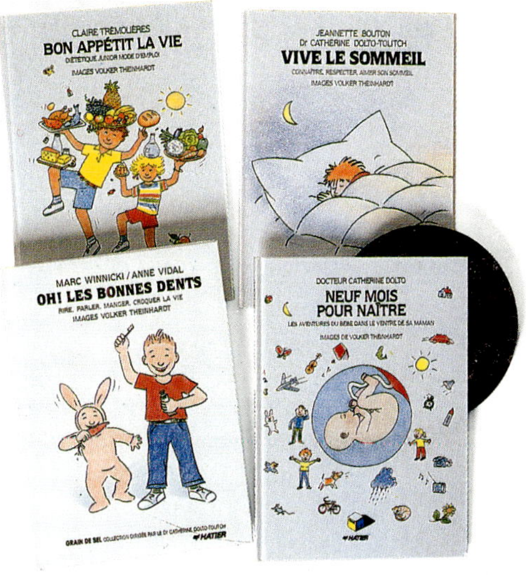

BON APPÉTIT LA VIE
Diététique junior mode d'emploi

auteur : Claire Trémolières
illustrateur : Volker Theinhardt

VIVE LE SOMMEIL
Connaître, respecter, aimer son sommeil

auteurs : Jeannette Bouton
Dr Catherine Dolto-Tolitch
illustrateur : Volker Theinhardt

OH ! LES BONNES DENTS
Rire, parler, manger, croquer la vie

auteurs : Marc Winnicki
Anne Vidal
illustrateur : Volker Theinhardt

ISBN 2 218 07831 7
ISSN 0758 5926
Dépôt légal n.° 10403. Juin 1988
Loi n.° 49 du 16 juillet 1949 sur les publications destinées à la jeunesse
Imprimé en Espagne par Novograph S.A.